矯正歯科トラブルの法則

― 原因と結果・その傾向と対策 ―

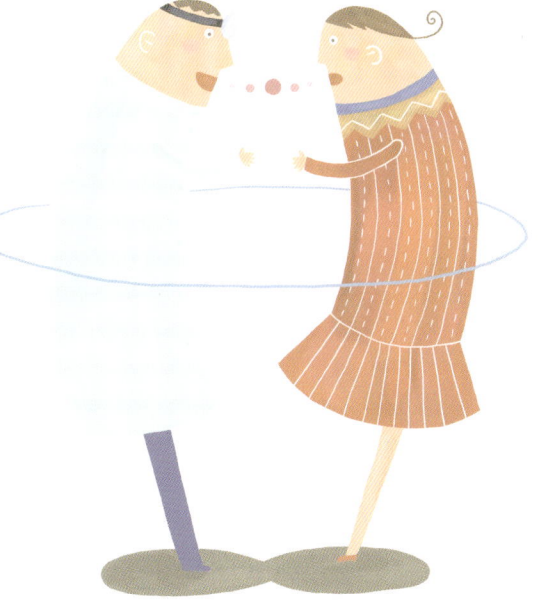

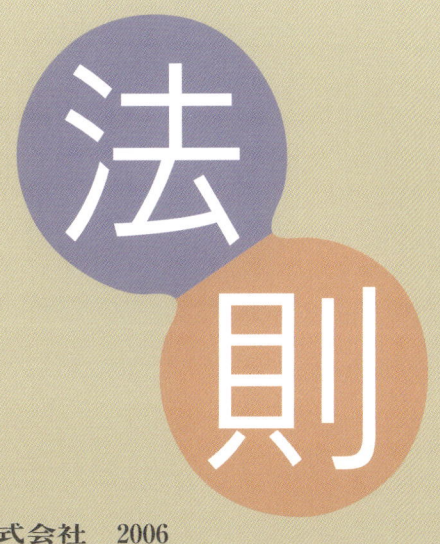

クインテッセンス出版株式会社　2006
Tokyo, Berlin, Chicago, London, Paris, Barcelona, Istanbul, Milano, São Paulo, Moscow, Prague, Warsaw, New Delhi, and Beijing

出版にあたって

　歯科医療おけるトラブルも医科領域のトラブルと同様に増加しているといわれている．医科におけるトラブルは患者の生命の危機に直接関係するものがきわめて多く，事態は深刻である．歯科におけるトラブルは直接生命に関係するものは少なく，技術的な面でのトラブル，患者との関係でのトラブル，保険診療でのトラブル，混合診療でのトラブル，自由診療でのトラブルと多岐にわたっているが，患者の生命に直接関係する医科のトラブル，いわゆる医療事故とは性格を異にするものが多い．

　特に矯正歯科におけるトラブルは保険適用の外科的矯正治療におけるトラブルも含めて，患者との約束上のトラブルや治療期間などの技術的問題，患者と術者の治療目標に関係する温度差（思い違い）によるトラブルなどが多く，自由診療であるがゆえの金銭的トラブルも少なくない．このようなトラブルは，今後ますます増加するものと思われる．そこで，「矯正歯科トラブルの法則‐原因と結果・その傾向と対策‐」というタイトルの単行本をクインテッセンス出版より出版することとなった．

　今回は保険診療による外科的矯正治療での具体的トラブル（料金の社会保険への返還例，症例選択の誤りなど）や，歯科医師法違反の具体例（歯科衛生士や歯科技工士の診療）など，明らかな法律違反には触れていないが，その内容は，序章「医療トラブルの中の矯正歯科におけるトラブル」，第1章「トラブルの原因および対策」，第2章「トラブルのない矯正治療」，第3章「矯正治療時における小児のトラブルについて」，第4章「矯正治療におけるトラブル回避のための戦略的思考とは何か‐トラブルの本質からみた傾向と対策のための創造的戦略と戦術‐」，そして第5章「公開された調査結果からみたわが国の矯正歯科料金の詳細」と，内容は多方面にわたっている．

　ゆえに，本書は矯正歯科医のみではなく，臨床歯科医，研修医，大学院生，学部学生や矯正歯科に関連する多くの人々に矯正歯科におけるトラブルの実態の把握と，日常の患者との関係のマネージメント面でさらに良好な関係を確立するための手段として役立つと確信している．

　最後に，本書の出版にあたり，クインテッセンス出版株式会社社長の佐々木一高氏，編集担当の大塚康臣氏に深く感謝する．

2006年3月吉日

亀田　　晃
丹羽金一郎
秋山　陽一
高田　　泰
亀田　　剛

著者略歴

●序章担当
亀田　晃
（かめだ　あきら・日本歯科大学新潟生命歯学部歯科矯正学講座主任教授）

1940 年生まれ
1966 年　日本歯科大学歯学部卒業
1970 年　日本歯科大学大学院博士課程修了
同　年　日本歯科大学矯正学教室助手
1971 年　日本歯科大学矯正学教室講師
1973 年　日本歯科大学新潟歯学部矯正学講座助教授
1977 年　日本歯科大学新潟歯学部矯正学講座主任教授
現在に至る

所属学会など
日本矯正歯科学会評議員・認定医・指導医（元認定委員長・元専門医制度検討委員長），日本成人矯正歯科学会常務理事・認定医，日本ベッグ矯正歯科学会会長・矯正歯科認定委員・認定医，日本顎関節学会指導医など．

●第 1 章担当
丹羽　金一郎
（にわ　きんいちろう・丹羽矯正歯科クリニック院長）

1942 年生まれ
1966 年　大阪歯科大学卒業
1970 年　大阪歯科大学大学院修了
1971 年　岐阜歯科大学歯科矯正学講座講師
1972 年　岐阜歯科大学歯科矯正学講座助教授
1990 年　朝日大学歯学部歯科矯正学講座主任教授
2004 年　朝日大学名誉教授
2005 年　日本矯正歯科学会ならびに近畿東海矯正歯科学会名誉会員
現在に至る

所属学会など
日本成人矯正歯科学会理事，日本矯正歯科学会指導医・認定医（元認定委員），日本顎関節学会など．

●第 2 章担当
秋山陽一
（あきやま　よういち・九州大学病院口腔総合診療科）

1947 年生まれ
1972 年　九州歯科大学卒業
同　年　九州大学歯学部歯科矯正学講座入局の後，同大学歯学部附属病院矯正科勤務

1999 年　九州大学歯学部附属病院口腔総合診療科勤務
2002 年　九州大学歯学部附属病院リスクマネージャー
2003 年　九州大学歯学部附属病院から九州大学病院への名称変更
　　　　同大学病院リスクマネージャー
現在に至る

所属学会など
日本矯正歯科学会，西日本歯科矯正学会，日本ベック矯正歯科学会理事・評議員・認定医，日本顎関節学会，日本歯科医学教育学会，九州矯正歯科学会，歯科医師臨床研修指導医など．

●第3章担当
高田　泰
（たかだ　やすし・こども歯科矯正クリニック院長）

1949 年生まれ
1974 年　日本大学歯学部卒業
同　年　日本大学松戸歯学部小児歯科教室入局
1978 年　こども歯科矯正クリニック開院
1986 年　医療法人社団こども歯科クリニック設立
1997 年　文苑こども歯科クリニック分院開設
現在に至る

所属学会など
日本矯正歯科学会，日本小児歯科学会，日本ベッグ矯正学会学術理事・認定医・北海道支部支部長，日本咬合育成研究会会長，北海道小児歯科医会会長，北海道医療大学小児歯科非常勤講師など

●第4・5章担当
亀田　剛
（かめだ　たかし・日本歯科大学新潟生命歯学部歯科矯正学講座講師）

1967 年生まれ
1991 年　日本歯科大学歯学部卒業
1995 年　日本歯科大学歯学部臨床系大学院（歯科矯正学専攻）修了
同　年　日本歯科大学新潟歯学部歯科矯正学講座助手
1997 年　ハーバード大学医学部マサチューセッツ総合病院内分泌部門客員教授
1999 年　日本歯科大学新潟歯学部歯科矯正学講座講師
2003 年　日本歯科大学新潟歯学部先端研究センター講師
現在に至る

所属学会など
日本矯正歯科学会認定医・指導医，日本ベック矯正歯科学会矯正歯科認定医，日本成人矯正学会認定医，厚生労働省臨床修練指導歯科医など．

目次

出版にあたって ………………………………………………………………………………3
著者略歴 …………………………………………………………………………………………4

序章　医療トラブルの中の矯正歯科におけるトラブル …………………9
（亀田　晃）

はじめに …………………………………………………………………………………………9
Ⅰ．矯正歯科の資格と料金 ………………………………………………………………10
Ⅱ．患者にとっての矯正治療とは ………………………………………………………12
Ⅲ．アンケート調査からみた矯正治療 …………………………………………………15

第1章　トラブルの原因および対策 ………………………………………17
（丹羽　金一郎）

はじめに …………………………………………………………………………………………17
Ⅰ．初診時 …………………………………………………………………………………………17
　1．カルテ…17　2．治療開始時期…21　3．矯正料金…22　4．コミュニケーションスキルの基本…23
Ⅱ．診断 ……………………………………………………………………………………………25
　1．診断に必要な資料…25　2．インフォームドポイント…25　3．痛みに対して…31　4．矯正施術中に時々生じる問題…32
Ⅲ．保定開始時 …………………………………………………………………………………32
　1．保定の目的…32　2．保定期間…33　3．リラップスした時…34　4．トラブルの実例…34

第2章　トラブルのない矯正治療 ………………………………………37
（秋山　陽一）

はじめに―矯正患者とトラブルを起こさないためにはコミュニケーションが大切― …37
Ⅰ．一般的歯科用エックス線写真と矯正歯科的記録・情報の収集 …………………38
Ⅱ．正しい診断と治療計画の決定 ………………………………………………………38
Ⅲ．インフォームド・コンセント ………………………………………………………39

Ⅳ．トラブルの要因 ……………………………………………………………………40
　1．歯科医師側の問題…40　2．患者側の問題…40
Ⅴ．トラブルの対応 ………………………………………………………………………40

第3章　矯正治療時における小児のトラブルについて ……………43
（高田　泰）

はじめに …………………………………………………………………………………43
Ⅰ．われわれが矯正治療を行ううえで困ってしまうトラブル ………………………45
　1．約束事を守らない…45　2．う蝕を作る…46　3．装置関係のトラブル（トラブルを回避するために行う急患に対する処置と説明について）…47　4．途中ではずしたいと言う…51　5．自分ができないのはすべて親のせいにする…53　6．その他…54
Ⅱ．実際に筆者の診療室で起こった30年間の事例
―われわれが治療上困ってしまうトラブル― ………………………………………55
Ⅲ．患者との関係が修復できなくなるようなトラブル ………………………………61
　1．説明に納得していない…61　2．治療に納得していない…62　3．金銭関係が原因でのトラブル…63
まとめ ……………………………………………………………………………………65

第4章　矯正治療におけるトラブル回避のための戦略的思考とは何か
―トラブルの本質からみた傾向と対策のための創造的戦略と戦術― ……………67
（亀田　剛）

はじめに …………………………………………………………………………………67
Ⅰ．総論―トラブルとそれにまつわる諸々のこと，歯科医療と歯科医療機関の構造― …67
Ⅱ．トラブルをなくすための基本事項 …………………………………………………68
　1．なぜ，患者のニーズ・ウォンツに応えなくてはいけないのか…68　2．なぜ，WIN-WIN solution/negotiationを履行する必要があるのか…69
Ⅲ．トラブル発生までの軌跡 ……………………………………………………………70
Ⅳ．トラブル発生の原因とは ……………………………………………………………71
Ⅴ．トラブルが起こる時とは（パラドックスとエントロピー） ……………………71
　1．医療のパラドックス…72　2．患者－ドクター間のコミュニケーションにおけるパラドックス…73　3．トラブルに直接関係するパラドックス…74　4．トラブルが起きる時はエントロ

目次

　ピーが増大した時である…75　5．トラブルに好かれる理由…77
Ⅵ．各論－矯正歯科医療の現場において－ …77
　1．医療－歯科医療は医療である－…77　2．経営－歯科医療はビジネスである－…79　3．運営－歯科医療はサービス業である－…80
Ⅶ．実例 …81
　1．患者のlost profit（遺失・逸失利益）を回復する…81　2．利用すべきギャップを積極的に利用する…81　3．実例1…82　4．実例2…85　5．実例3…88
Ⅷ．実例にみるトラブルが起きてしまった時に必要な資料・事項 …89
Ⅸ．結論－トラブルを起こさないための戦略的思考とは何か－ …90
　1．トラブルの本質とフィロソフィー…90　2．トラブルを起きにくくする秘訣…91
まとめ …93
　1．トラブルの原因とは…93　2．トラブルが発生する前の対策…93　3．トラブルが発生した後の対策…94　4．最後に…94

第5章　公開された調査結果からみたわが国の矯正歯科料金の詳細 …97
（亀田　剛）

はじめに …97
Ⅰ．調査の対象とした母集団 …97
Ⅱ．矯正料金はどのように決められ，どのような形式で支払われているのか …98
Ⅲ．矯正料金の実際 …100
　1．治療費の設定の仕方…100　2．治療料金について…101　3．一体,治療費総額でいくらになるのか…102　4．その他…103
Ⅳ．こんな時,矯正料金は一体どうしているのか …105
Ⅴ．現状の矯正料金の問題点とは …106

索引 …107

装丁：サン美術印刷㈱・企画制作室
イラスト：飛田　敏

序章
医療トラブルの中の矯正歯科におけるトラブル

はじめに

　歯科医療におけるトラブルも医科領域のトラブルと同様に増加しているといわれている．医科におけるトラブルは毎回のごとくマスコミなどに取り上げられ，患者の生命の危機に直接関係するものがきわめて多く，事態は深刻である．

　これに対して歯科におけるトラブルも技術的な面でのトラブル，患者と医師とのコミュニケーション不足によるトラブル，保険診療のトラブル，自由診療でのトラブルと多岐にわたっているが，医科のトラブル，いわゆる医療事故とは性格を異にするものが多い．また，歯科におけるトラブルの特例として歯科口腔外科領域，歯科麻酔領域においての全身管理に関連した，いわゆる医師法17条違反によるトラブルは現実には表面化していないが，医療関係者が指摘するように相当数存在することは推測される．

　これらのトラブルは，患者が植物人間状態となったり，不幸にも死亡したりすると大きな社会問題となり，新聞紙上やテレビなどの事件報道を賑わすことになる．ここ2～3年間でマスコミを騒がせた歯科口腔外科絡みの重大な医療事故の主なものを挙げてみよう．2002年2月に横浜市立病院で，顎の手術を受けた男子高校生が舌の腫瘍で呼吸困難となり植物人間状態になるという事故が発覚し，病院側は応急措置の遅れといった病院の態勢に問題があったとした．2002年6月には長崎大学歯学部附属病院で，23歳の女性患者が舌の腫脹手術後，呼吸停止で植物状態になったことが発覚し，歯科口腔外科の基本的措置が遅れ，対応に問題があったとした．

　2005年1月には慶應大学病院で歯科口腔外科の歯科医師が執刀医となり，50歳男性患者の舌癌の手術後，術後の対応が悪く，居合わせたほかの診療科の医師が措置を行うなどしたが呼吸困難に陥り，2週間後に不幸にも死亡したことが発覚した．新聞では手術の大半は執刀した歯科医師と助手の研修医（歯科医師）2人で行われ，執刀した歯科医師は同様の手術は10症例ほどの経験しかなかったと掲載されている．しかし，10例というのは医学部では少ないかもしれないが，現在の歯学部の現状からみれば，著者に言わせれば多いほうと言える．それほど歯科口腔外科の手術というものは，例数の少ないものなのである．

　これらの歯科口腔外科（歯科麻酔も含めて）に関連した医療事故に関しても共通で言えることは

歯科医師のみでなく，医師と歯科医師との共同で手術などが行われていれば，最悪の事態はかなり避けられたと思われる．当然のことながら全身管理を必要とする場合には，歯科医師免許のみでは不十分で，医師免許の取得は基本的な必須条件であることは誰がみても明確なことである．大学附属病院やその出先機関では，患者の同意を得ることなく歯科医師免許のみで全身管理が行われているのが現状であるという．

医師法17条違反にかかわるもう1つの問題として，現在，非常に微妙な立場にあるものとしては，いわゆる各歯科大学の歯科病院で行われている「いびき外来」「口のかわき外来」である．基本的には耳鼻科や内科との共同作業が常識と思われるが，これを歯科単独で運用できるかの判断が非常に難しい．また，evidenceはまだはっきりと確立されていないが，ちまたの臨床歯科医師でよく行われているのが咬合の改善の結果，副産物としての偏頭痛，肩凝りなどの不定愁訴の解消，咬合の改善や顎関節症の改善に東洋医学的応用の結果としての頭痛，肩凝りなどの不定愁訴の解消，歯肉炎，歯周炎，顎関節症の改善のためのヒトプラセンタの注射(いわゆるプラセンタ療法)の結果として生じたアトピー性皮膚炎の消失，アレルギー体質の改善，肌の若返り，C型肝炎の改善，血糖値，血圧の改善などである．

これらのものも本来は純粋に歯科疾患の改善が目的で治療が行われ，その副産物として頭痛，肩凝りなどの不定愁訴が改善されたり，肝機能が改善され，自身の免疫力が高まり，肌が美白となり，シミなどが消失し，肌に張りが生じ若返ったりするわけであるが，これらの効果を患者が求めて，逆に歯科医師が臨床応用した場合に，いわゆる医師法17条違反となるのではとの問題が生じてくる．

いずれにしても，日本においては医師法と歯科医師法は別の法律であり，医師・歯科医師の免許取得のための国家試験も別々に存在するわけである．医育機関も医学部と歯学部が別々であり，昨今の国立大学では医学部の中に歯学部が統合され，医学部歯学科となる動きが出ている．また国立大学では附属病院と称するものが一元化となるので，一元化に向っての法の整備などはしやすい環境が整いつつあるが，歯科大学という単科大学はまだ現存しているわけであり，今後これを段階的に医学部の中に整理・統合していくかどうかも大きな問題であるので，早い時期に明確にしなければならぬ問題である．しかし，現時点においては医師法，歯科医師法は別々の法律であり，基本的に全身管理を行いたいならば，歯科医師は医師免許も必要とすることは明確なことであろう．

I．矯正歯科の資格と料金

さて，本題の矯正歯科におけるトラブルは，患者との約束上のトラブルや技術的トラブルなどが多く，自由診療であるがゆえの金銭的トラブルも少なくない．ちなみに日本矯正歯科学会ホームページへの問い合わせ総数335件(2003年1月～2004年10月末まで)のうち，トラブルに関するものは96件と約20％だといわれる(日本矯正歯科学会評議員会資料より)．その内訳は，外科的矯正治療の手術に関するもの9件，矯正治療期間中や治療後のカリエスに関するもの4件，矯正患者の転医に関するもの3件，認定医に関するもの25件，矯正料金に関するもの16件，その他39件ということである．

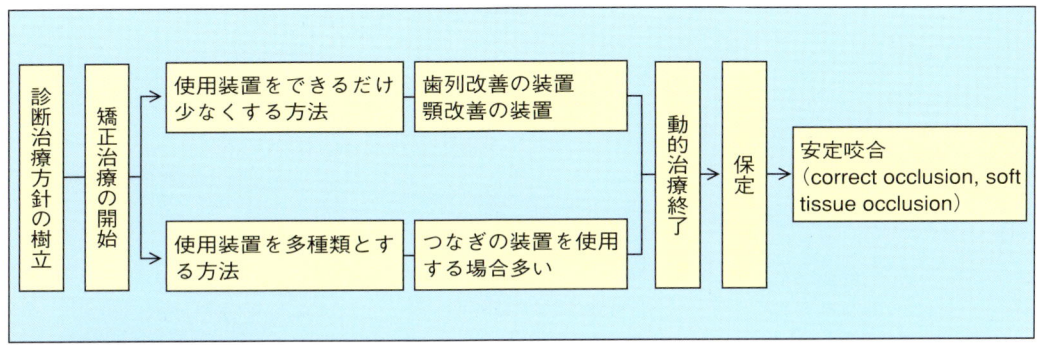
図1 矯正治療計画の設定.

　ただし，この中で認定医に関するものは提出された資料を見ると，認定医の資格を持っているかどうかや，どの学会が発行した認定医なのか，などであることが多く，実際，日本矯正歯科学会の認定医ではないところにかかってしまったということであり，トラブルというよりは問い合わせであることが多いとみるべきであろう．認定医を持つことが必ずしも良好な矯正治療を約束するものではなく，特に一番多い日本矯正歯科学会の認定医は現在約2,700名以上いるわけであり，日本矯正歯科学会員総数5,900人に占める割合は50％に達している．つまり日本矯正歯科学会員2人に1人が認定医であり，患者もいろいろ認定医もいろいろといわれるゆえんである．
　ほかの矯正歯科関連学会の認めている認定医は，矯正歯科認定医や学会認定医などの数は比較的少なく，会員全体に対して占める率もせいぜい10％程度ときわめて少ないのが現状である．また，ほかの多くの矯正に関する学会の矯正歯科認定医は，ほとんど日本矯正歯科学会認定医をすでに持っている人が多いという現実もある．したがって矯正歯科治療を希望し，矯正歯科医を選択し決定するのは自由診療ということもあり，あくまでも患者の自己責任で行うこととなる．ただいずれかの認定医（専門医）を持っている矯正医のほうが「患者の選択基準としては使用できるのかなあ」という程度と考えるべきであろう．また，認定医，専門医，指導医などはその職業における資格を示すものではなく，それを持つことはあくまでもその矯正医のプライドであると考えるべきで，むやみに矯正治療は認定医（専門医）でないといけないという資格恐怖を患者に植えつけるのは非常に危険なことである．
　したがって，日本矯正歯科学会ホームページの問い合わせでトラブルの項目で認定医の項目を除くと何と言っても矯正料金に関するトラブルが16件ともっとも高いのは当たり前のことであろう．
　矯正料金に関しては，本書の第5章「公開された調査結果からみたわが国の矯正歯科料金の詳細」を参照していただきたいが，矯正治療のシステムそのものとも大いに関係する．自由診療であるがゆえに料金設定の方法や額などが，各矯正歯科医の責任において実施しているわけであり，何ら異議を申し立てる筋のものでもない．その実態は，患者が来院し診断を行い矯正治療計画を設定する時に，図1に示すごとく，できるだけ最小限度の矯正治療で，最小限度の治療期間で，最小限度のチェアタイムで，最大の治療効果をあげる方法（本来の矯正治療←これを引き算の矯正治療：subtracted type orthodontic treatmentという）と，できるだけ多種類の矯正装置を利用して，

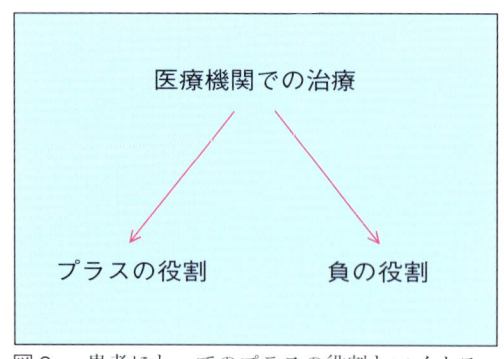
図2a 患者にとってのプラスの役割とマイナスの役割.

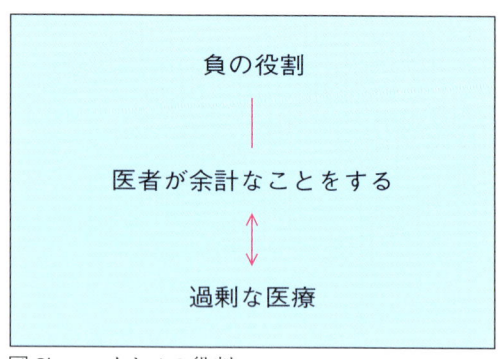
図2b マイナスの役割.

いわゆるつなぎの矯正装置も用いて治療期間を比較的長く，そしてチェアタイムも長く行う方法（ていねいな質の高い矯正治療技術を駆使しているように思える←これを足し算の矯正治療：addicted type orthodontic treatment という）とがある．

　欧米諸国のごとく，矯正治療は一律一定額で何の矯正装置を使用しようが，どんなに治療期間が長くかかろうが，そして矯正装置をどんなに使用しようが同じ一律料金というやり方は現在の日本ではなく，健康保険診療方式，つまり項目ごとに料金が設定されて項目追加ごとに追加料金がかかってくる．そして月決め処置料やその時々の処置料および経過観察料などがさらにその上にかかってくるというのが現状である．すると本来は1種類の矯正装置で動的治療が行われる症例であっても，途中で上顎歯列弓の拡大装置として coffin の拡大弧線や Quad Helix や舌側弧線が使用されたり，また筋機能療法が併用されたり，あるいは顎外固定装置が使用されたりして，いわゆるつなぎの矯正装置を使用して最終的にマルチブラケット装置で動的治療が行われるということがしばしばある．

　このことは治療期間の長期化，矯正料金の多額化に結びつきやすく，また患者の矯正治療に対する意欲もそぐことになり，口腔清掃も悪化し，矯正治療期間中のう蝕や歯肉炎の問題を引き起こさせるという悪循環を生じやすい．当然，引き金となるのは料金問題であっても，トラブルとしては矯正治療全般にかかる問題が生じてくる．したがって，矯正料金に関しては欧米方式のごとく一律一括料金とし，足し算の矯正治療から引き算の矯正治療としていくことが望ましく，それがまた矯正治療技術のさらなる進歩をもたらすことになると思われる．

II．患者にとっての矯正治療とは

　さて，医療機関には患者にとってプラスの役割とマイナスの役割がある（図2a，b参照）．プラスの役割では当然のことながら疾患を治療するということであるが，その程度によってはマイナスの役割となってしまうことがある．医者は患者の疾患をあまりにも熱心に治療をし過ぎ（これを過剰診療という）患者自身を駄目にしてしまう．つまり患者の望んでいるものとの間の温度差が大きくなりすぎてしまい，患者との間にトラブルを生じてしまう．矯正歯科においても例外ではない．

　外科的矯正治療の場合には，不正咬合は疾患であるとの考えから，疾患は完全に除去しなけれ

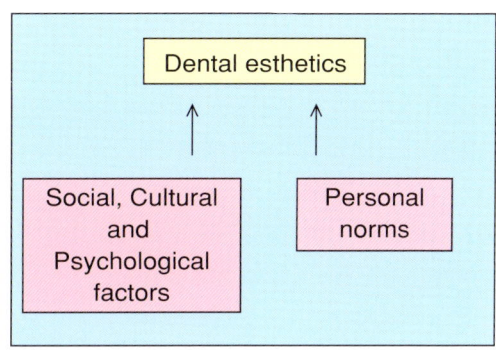

図3 personal norms.

ばならぬとの考えで，つまり医療の必然性がきわめて高いとの勘違いから，そして形態的不正は機能的不正を伴っているはずであり，形態的不正を改善すれば機能的不正も改善されるはずであるとの考えから，いわゆる医者からみた理想的状態，すなわち解剖学的な正常状態をシミュレーションにより作り出し，それを治療目標として実際の治療が行われ（外科矯正治療の過剰診療の典型である），患者との間に治療目標である患者自身の持つ personal norms の認識のずれが大きく生じる．その後，この認識のずれが患者自身の中で周囲からの意見も作用して巨大化し，いわゆるトラブルに発展する事例がある．また無理な治療計画の樹立により，解剖学的に正常状態を確立してもその後，患者が日常の機能を営む中で，これを保定し安定化していく過程で，患者の持つ周囲器官や組織との調和が得られず，顎関節症の発生や不正咬合の再発を招き，これがトラブルとなるケースがある．

よく外科矯正治療を行っている術者の学会発表にみられることであるが，「もう少しこの部位を改善すればもっと理想的で美しい形態となったと思う」というのがあるが，これは患者の精神心理学的意向を無視した発言であることが多い．患者にとっては外科的矯正治療の場合，短期間に顔貌が変化することになるので，患者個人の ID は日常的に顔で行われているので ID がまったく異なってしまうこともあり，少なからず患者個人の精神的負担（心理的影響）を増加させることになる．

また一部の患者では，その精神的負担は外的要因や内的要因で巨大化し，術後に神経内科の患者になってしまうということもしばしば生じる．つまり患者の ID に直接関連する正貌の改変に関しては十分な注意が必要である．矯正歯科における審美性は患者個人の持つ personal norms（図3参照）によって種々であり異なっていると考えるべきであり，形態的正常が必ずしもその患者の持つ personal norms とは一致しないこともあると考えるべきである．結論的には親からもらった顔形はできるだけ変えずに，形態的，機能的に正常とする努力が必要であるというきわめて常識的なところで落着くことになる．ただいたずらに患者の醜形恐怖をあおり立てて，外科的矯正治療の患者に仕立てることは少なくとも医者としてすべきではない．

外科的矯正治療前後の矯正治療に関しては，顎変形症を伴う不正咬合による咀嚼障害が多いとの観点から，医療機関指定で健康保険の適応となっているが，その適応範囲も正確に規定されているわけでなく（顎変形症の手術実施に関わる判断基準の策定についてアンケート形式で外科的矯正治

療の実態を調査した結果，実際行われた症例をもとにして，外科的矯正治療と矯正治療単独とのボーダーラインの基準を得ることは，上顎前突，下顎前突，側方偏位症，開咬，過蓋咬合，その他でまったく区別はできず，明確な基準は得られなかったという－平成18年2月 日本矯正歯科学会評議員会資料を参照－)，いわゆる顎変形症と称して保険点数が高いとの理由と，保険なので医療の必然性を患者に押し付けられるとの安心感から，いわゆる成人の不正咬合にきわめて安易に適応されており，過剰治療や健康保険からの過剰支出を引き起こしやすい．したがって外科的矯正治療をめぐるトラブルも多いのが現実である．

　健康保険適応の外科的矯正治療に関しても咀嚼障害，摂食障害を解消するという点から顎変形症の公的負担が行われているわけであり，その適応症の選択や外科的矯正治療の目標として，また医療を行う側の意見としてここ数年間拡大し続けた結果として，いたずらに美容整形的な審美を追求する傾向にある現状は，その公的負担をしている多くの健康で文化的かつほどほどの顔型の国民（保険料の負担者）から健康保険適応に関してコンセンサスを得られるとはとても思えない．

　歯科医師は十分に公的負担の意義を自覚して咀嚼障害，摂食障害の解消という範囲内でのみ行うべきであり，もちろんそれ以前に外科的矯正治療でしか咀嚼障害，摂食障害の解消ができないのか，あるいは一般の矯正治療のみによってもacceptable rangeで可能なのかを患者に十分資料呈示をすべきであり，患者に外科的矯正治療を強要すべきではない．また，早急に公的負担による外科的矯正治療適応症の選定基準（例えば，不正咬合，顎変形症，機能障害，咀嚼・摂食障害などに関するハンディキャップ制を設けるなど）を詳細かつ厳格に規定すべき時期にきている．

　Mechanotherapyでの過剰診療の例は，矯正治療の終了時の咬合に関してである．咬合の完成は第二大臼歯までなので，第二大臼歯の萌出を待って動的治療を終了させるという例や，咬合に関して個性正常咬合でなく解剖学的に典型正常咬合でないといけないとか，術者として独自の補綴学的咬合論を確立するためなどの理由で動的治療をなかなか終了させないなどのトラブルも多い．この多くは患者側からみる月決め処置料または処置料の加算による矯正料金の増加ということであり，いわゆる足し算の矯正治療のもっともポピュラーなものである．

　この場合，大切なことは動的治療終了時の咬合が安定咬合ではないということを医者も患者も十分には認識していない．それゆえ形態的正常を確立すれば機能的正常が行われるものと考えている．もともと多くの不正咬合患者は，日常の摂食という機能に不具合を感じているわけではない．矯正歯科医は形態の不正を見つけ，機能的に不具合があるはずであるとの前提のもとに，機能的正常を目標とした解説と説得を患者に行い，ついでに患者に健康恐怖を植えつけてしまう．患者としては現在よりももっと機能的正常になると勘違いし，また期待する．しかし矯正治療というものは患者の持つ歯牙素材，顎骨，筋肉などをそのまま使用していく．そしてまた矯正歯科医は患者個人個人の日常の咀嚼運動や癖などを把握しているわけではない．それゆえ無理をして形態的不正を解剖学的正常状態としても，その後の患者が日常の機能を営んでいく間に，患者の機能に合った個々の形態に変化していくことになる．

　この個々の変化に関しては千差万別であり，予測はまったく不可能である．もし変化しなければ，つまり形態が機能的適応を受けなければ，機能的には破綻を生じ顎関節症などの疾患が生じていくことになる．矯正治療で確立された形態的正常咬合は，将来とも不変であるとの過大な期

```
◆矯正治療にきた動機は？                        ◆誰にすすめられて来院したか？
    歯並びをなおす          55.3%                  自分自身で              44.0%
    顔貌を良くする          31.8%                  友人や患者関係          37.0%
    歯を健康にする          10.5%                  歯科医の紹介            15.0%
    発音の改善               1.4%                  医師の紹介               4.0%
    自己信頼性を高める       0.5%
    咬み合せを良くする       0.5%

◆矯正治療を受けることで変わったものは？        ◆矯正治療中で問題となった行為は？
                       Yes      No                                    Yes      No
    職業上の関係       42.5%    23.3%              食事をすること       80.8%    19.2%
    社交関係           34.2%    42.5%              話をすること         41.1%    58.9%
    信頼性             17.8%    67.1%              口腔清掃             67.0%    32.8%

◆矯正装置を入れていて口腔内で一番不快に思っ    ◆矯正治療で最も嫌な（改善して欲しい）ものは？
  た部分は？                                        装置を入れている不快さ   44.0%
    歯                      54.8%                  治療期間の長さ           36.0%
    舌                      30.1%                  口腔清掃のしづらさ       13.0%
    頬部や口唇              65.8%                  会話                      5.0%
                                                    料金                      2.0%
◆顔の美しさを決めるのに最も大切だと思うもの
  は？
    歯                      38.9%
    スマイル                26.1%
    顔の型                  23.7%
    その複合したもの        10.3%
    鼻                       1.0%
    髪                       1.0%

                                矯正患者 ♀ 105名・♂ 68名 計173名
                                年齢 19.54 ± 3.94才
```

図4 矯正患者へのアンケート．

待を患者に抱かせた場合，治療結果や安定咬合に関して患者との間に認識の差を生じトラブルにつながっていくことになる．そして矯正治療により機能的に改善されることを前面に出した時に，理論上は機能的・形態的には正常となり，またきれいになったが以前より咬めないというトラブルや，矯正歯科医の示した効果を患者自身が感じないというトラブルが生じることもある．

III．アンケート調査からみた矯正治療

　ここで成人173名（♀105名，♂68名・平均年齢19.54±3.94）の矯正患者にアンケート調査を行った（図4参照）．以下に結果を示す．

　矯正治療を受けた動機に関しては，「歯並びを治す」が55.3％に対して，「咬み合わせを良くするため」は0.5％しかない．つまり矯正患者といえども日常の咬み合わせ（摂食行為）に関しては不具合を感じている人はきわめて少ないということであり，また矯正治療を受ける動機としてはほとんど眼中にないし，また期待されていないということである．これに関しては非常に意外な結果であり，筆者としても再認識を余儀なくされた．

序章

> 可能な限り単純な装置で
> 可能な限り短時間で
> 可能な限り短期間で
> 最大の治療効果を生ずるようにする

図5 将来の矯正装置や矯正治療の進むべき方向.

　また矯正治療そのもので今後改善してほしいもの(つまり現在の矯正治療のもっとも嫌いなもの)に関しては,「矯正装置を入れている不快感」が44.0％ともっとも多く,次に「治療期間の長さ」が36.0％,そして「口腔清掃のしづらさ」が13.0％と続き,これらのことは将来の矯正装置や矯正治療の進むべき方向を示しているわけであり,今後すぐにでも矯正歯科医はできるだけ単純な矯正装置で,治療期間はできる限り短期間として,さらに口腔清掃のしやすいものに変えるべきであることを患者自らの体験で示していることになる(図5参照).

　また,矯正歯科医としては,形態的正常と機能的正常は治療後できるだけ長期間にわたって一致してほしいが,必ずしも両立しないことを認識すべきであり,保定装置装着や矯正治療期間中の口腔清掃ということに関しては矯正歯科医に指導責任はあるが,何と言っても患者の自己責任であることを十分にインフォームド・コンセントをすべきである.

　また形態的正常と機能的正常が両立しないこともあることや,保定期間中・後の咬合の安定化は患者の機能によって形態が変化していく過程であり,個々の患者の生活様式や癖,習慣などによって大きく左右されることも十分にインフォームド・コンセントをしておくべきである.

　要は矯正治療に関しては患者との関係を曖昧にすべきでなく,矯正治療期間,料金,患者の自己責任の範囲などをしっかりと示し,また治療内容(目標)に対しても,「できるものはできる」「できないものはできない」とはっきりと示すべきであり,患者と矯正歯科医がその患者についての矯正治療全般で共通の認識を持つことが大切であり,患者に過大な期待を抱かせないことが大切である.

　最初の時点で患者とのトラブルの要因になり得るものは(トラブルの直接のトリガーはほかにあることが多い)除去しておくべきである.また昨今の矯正歯科医の増加から,患者にエビデンスの証明がされていない理論を振りかざして,不正咬合に関する健康恐怖や醜形恐怖を必要以上にあおり立て,矯正患者に仕立てるということは医師としては厳に慎むべきである.

第1章
トラブルの原因および対策

はじめに
　臨床の現場では1990年代より医療界に普及したインフォームド・コンセントの概念が「患者への説明と同意」であった．2000年に入り，その概念は承諾のない医療の禁止，すなわち「納得医療」に変化しつつある．こうした時代背景の中で歯科矯正治療をトラブルなく患者によって患者を紹介していただき，かつ，ドクター自身の思考の節約をするためには，EBM（Evidence Based Medicine）に基づいた情報の収集と分析ならびに患者へのステップごと（初診・診断・保定開始・終了時点など）の説明が必要である．

I．初診時
1．カルテ
　電子カルテが普及する時代になれば，トラブルが生じてから書き込むことはほぼ無理であるから，現時点からチェックもれしないよう日頃から注意する必要がある．診断の第一歩は初診時の直接検査から始まる．患者の主訴をよく聞き，全身状態と顔貌の観察，口腔内の検査を行い，同時に既往症などに関する問診を進める．具体的には直ちに口腔内をのぞかないで，保護者にもチェアーサイドに同席していただき，以下の項目を調べるとともに正常咬合者との相違点を説明し，現時点での歯科矯正治療のみで改善できること，できないことを理解していただく．

a．姿勢
　チェアーまでの患者ならび保護者の姿勢をチェックする．直立時の姿勢異常を呈する全身疾患が，顎顔面領域においては不正咬合として現れるので，顕著な異常が見られた場合には記録し，しかるべき診療科への紹介ならびに併診する．

b．発音
　自分の名前→年齢→二唇音（パ行とパタパタを連続5回）次に，サ行音と「ミシシッピー」と言ってもらい，不正咬合との関係，例えば，上顎前突の場合二唇音が，開咬の場合にはサ行音が

第 1 章

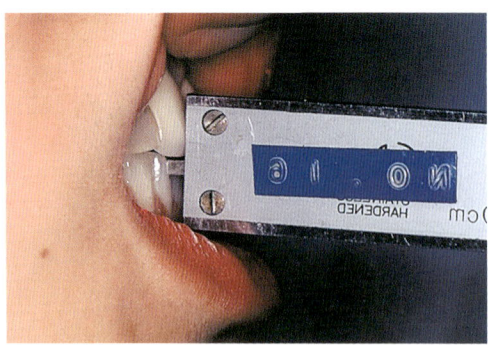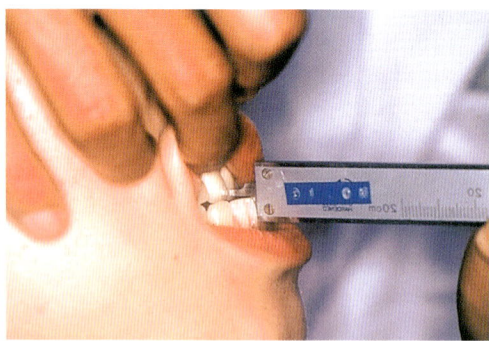

図1-1a,b　Condylar Test. Functional appliance あるいは Class II elastics 使用時には一時的に 13 〜 14mm になるが，normal 値（9 〜 10mm）になった時に appliance を変更あるいは保定終了にする必要がある．

a | b

lisping し，不明瞭である．しかし矯正治療によって改善可能であることを説明するが，「唸り」などは改善できない．

c．開口量

子供の場合，指4本を縦に徐々に入れさせ，顎関節部に異常が認められるかを触診した後，髪の毛を耳から数cm離し，捻発音が聞こえるかをチェックし，その記録をカルテに記入する．異常が認められた際にはレントゲン，場合によってはMRIやEMGなどの検査が必要であることを説明する．しかし，音（例えばClick音）のみの場合には，本人，保護者に確認してもらい，矯正治療で治る場合も，治らない場合もあり，通常，指の関節をポキポキと鳴らすことに似ていて，特に問題がないと説明するが，閉鎖路（Path of closure）に異常が認められる場合は要注意である．

d．コンダイラーテスト（Condylar test）

下顎の移動量を調べる．デジタルノギスを用いてオーバージェットを計測した後，軽く咬んだ状態で下顎を自力でできるだけ前方に突出させ再度計測し，両者の量をプラスする（図1-1a,b）[1]．正常咬合者では 9 〜 10mm，二態咬合（dual bite）の場合は 15 〜 20mm にも達する．

なお，顎運動量の測定には Great Lakes の Range of Motion Scales あるいは Rocky Mountain 社の TMJ Tri-Measures も便利である．

e．口唇（口唇圧は 1,400 〜 2,300g）

咬んだ状態で，下口唇を前方に牽引し，唾液を飲ませた際，下口唇を舌側に強く引っ張る症例がある（図1-2a）．これは乳児嚥下型（顔面神経支配）であり，通常は歯が萌出すると三叉神経支配に変化し，この引っ張りがなくなることを説明する．

しかし，一生この状態の人もおり，動的矯正治療上は大きな問題でないが，保定時には舌の動きと関係しているので，要注意であることを理解させる必要がある．また，口唇癖・吸唇癖の有無をチェックし，手鏡で確認させる．

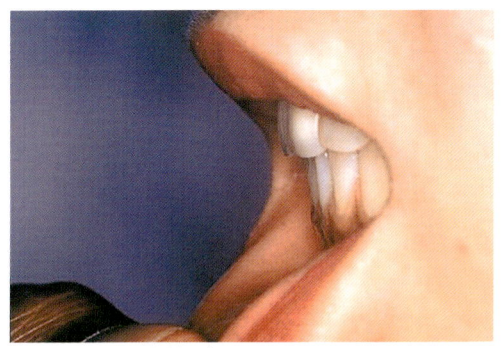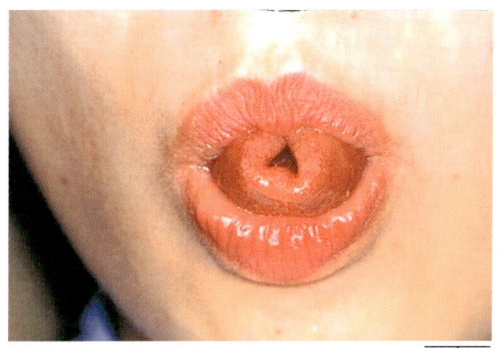

図1-2a,b 口唇と舌のチェック.　　　　　　　　　　　　　　　　　　a|b

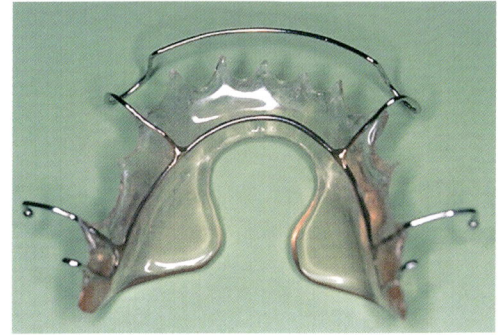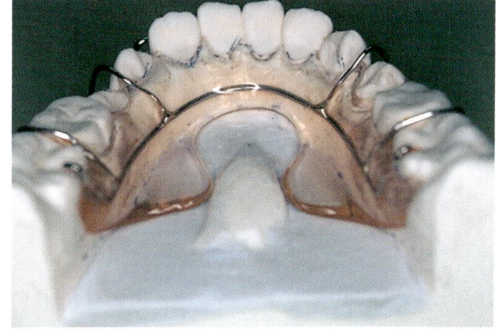

図1-3a,b 渡辺 修[2]らのTongue lifting wedge plate：W-PL.　　　a|b

f. 舌（舌圧は86g/cm^2）

歯の圧痕の有無，弄舌癖，異常嚥下癖や舌小帯付着異常の有無を調べた後，舌を突出させ，図1-2bのように円状にできるかどうかを確認し，もしできず，なおかつ低舌位で受け口の場合には，治療中あるいは保定時にTongue lifting wedge plate[2]を使用し（図1-3a,b），そのうえで舌トレーニング[3]を併用する．

g. 呼吸

鼻孔にミラーを置き，曇るか否かで判定し，鼻咽頭疾患の有無を確認する．口呼吸が長期間にわたって習慣的になると，頰筋などの外側からの圧力が上顎歯列の狭窄や上顎前突などの不正咬合を起こすと同時に口唇の閉鎖が困難になるので，耳鼻科との連携が必要である．

h. 審美性の評価

初診段階での，簡便な側貌（面）評価法は，Rickettsのesthetic plane（E-line）である（図1-4a,b）．また，前額部とオトガイ部を結んだ線からみて中顔面部の突出度を評価し，凸型（convex type），直線型（straight type），凹型（concave type）の3型に分類する．正貌（正）は「自分の顔」であり輪郭の特徴を顔面型として卵円形，方形などに分類すると同時に対称性や眼裂，鼻翼，口唇の水平性についてチェックし記録する．特に外科矯正症例では重要である．

第 1 章

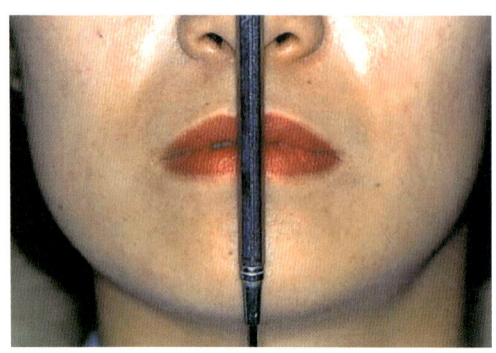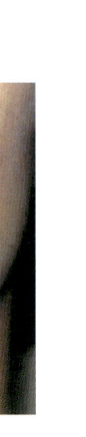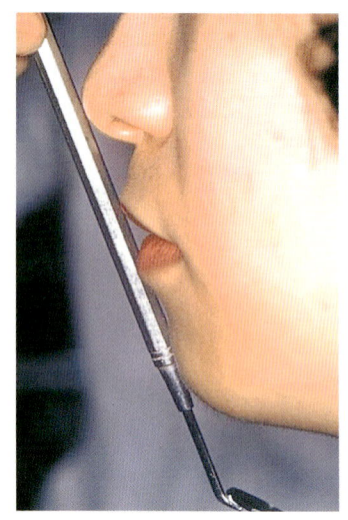

図 1-4a,b　審美性の評価.　　　　　　　　　　　　　　　　　　　　　　　　　a | b

i. 悪習癖，その他

　指しゃぶり（吸指癖），咬爪癖，睡眠態癖などの有無ならびに外傷．

j. 口腔内診査

　患者は歯の数，咬み合わせ，オーバージェット，オーバーバイト，正中線など，まったく知らない状態であることを術者が自覚することが重要である．そこで，まず通法に従って，歯数，歯肉の状態，個々の歯の形態異常，萌出歯の位置と順序，歯の咬合関係，咬合の分類，歯列弓形態，う蝕歯や変色歯，補綴物，充填物の状況などを記載後，正常咬合の模型と手鏡を用いて，正常咬合との違いを説明する．この際，下顎や歯の位置は口腔周囲筋によって位置づけられている．すなわち，脳からの命令（神経支配）で動くから，現在の状態が自然に正常になることはない．

　例えば，前歯叢生の患者の場合，「下顎前歯は上顎前歯の舌側面に合うように咬むでしょ，だから，上顎のみとか下顎のみ治療しても無意味です」と説明する．次に一度確立された脳神経経路は短時間で適応しにくいので，動的治療後には，正しい「咬み合わせ」を記憶させないと，「後戻り（Relapse）」が生じることがある．しかし軽度の場合には「適応（Adaptation）」ともいわれているが，この保定期間は症状や程度により異なり，個人差も大きいが，対処療法でなく原因除去療法が施されていればトラブルは少ないことを説明する．

　例えば「出っ歯」あるいは「受け口」を主訴に来院した症例には，高橋分類に基づいて，図1-5a,bのように手を用いて説明する．すると患者は「私の場合はどれ」と必ず聞いてくる．「先生も現時点ではわからない，困ったね」と同情する．この際，患者あるいは保護者から質問がなく無言の場合は，患者とのコミュニケーションが十分取れてなく，自分の説明が悪いと判断するか，要注意か禁忌症である（第一印象は重要である）．

20

トラブルの原因および対策

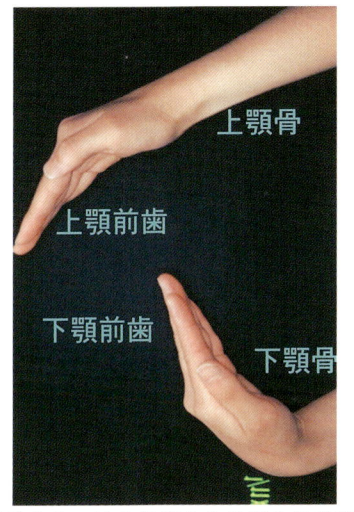
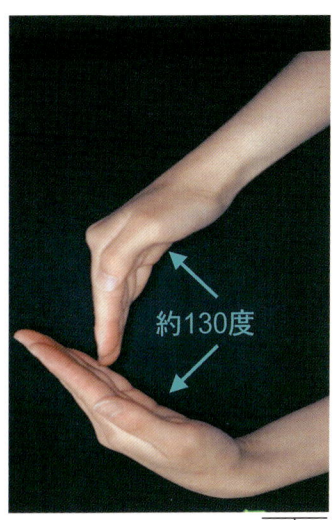

図1-5a,b　骨格性，機能性，歯性あるいは合併症かを鑑別する必要性を示す．　　　　　　　　a｜b

図1-6　代謝からみた変化．

代謝からみた変化

骨．血液＝約3ヵ月
皮膚＝約1ヵ月
胃粘膜＝4日
ツメ＝0.1 mm/1日

2. 治療開始時期

　簡単に顎骨の成長発育をGraber[3]の図や表を基に説明する．すなわち，頭は5歳時で最終成長時の85％，上顎は45％，下顎は40％にすぎず，それ以降の少年期から青年期にかけて残りの50％から60％近くが形成される．特に骨格性の異常の場合は主として遺伝によることが多く，思春期に大きく変化する．この時点で，患者あるいは両親がわが子の身長・体重が最終的に何cm・何kgになるか不明であろう．顎の発育も不明である．しかし，ある症例では，Orthopedic force[4]である程度，方向をコントロール可能であるがCatch up growthにより外科的処置が必要な場合が生じることを十分説明していないと，後ほどトラブルの原因になる．

　この時点では，矯正治療の適齢期は6〜7歳から12〜13歳であるが，歯の移動は何歳になっても可能であることを説明するため，骨代謝を説明するが，代謝という言葉を知らない人が多いので，代謝から見た変化（図1-6）のうち，患者の年齢に合うような項目を選択して解説した後，歯と骨との間には場所によって異なるが，平均約0.2〜0.3mmの空隙があり，車に例えるとクッション役をしている．矯正医は，この歯根膜腔ならびにその周囲骨の変化，すなわち簡単に言うと，圧迫側での破骨細胞（osteoclast）による骨吸収と牽引側での造骨細胞による骨添加を利用して

21

第 1 章

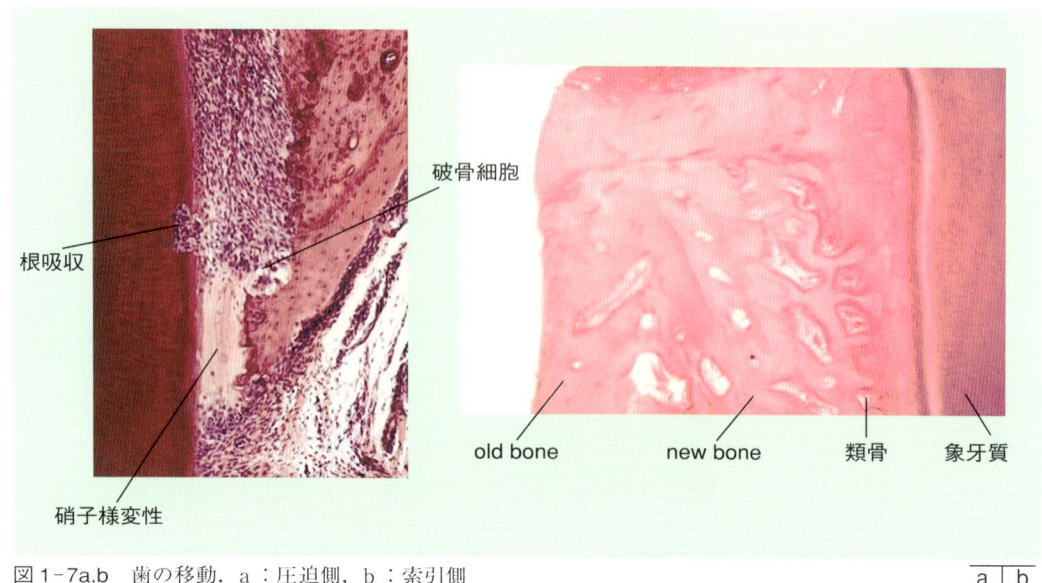

図 1-7a,b 歯の移動. a：圧迫側, b：牽引側

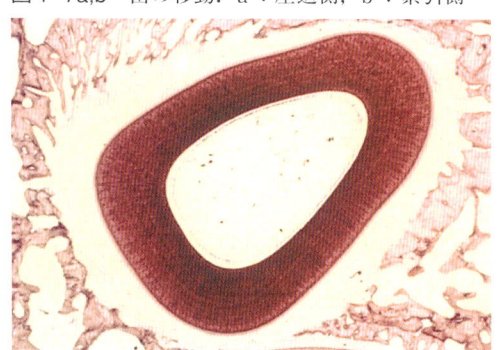
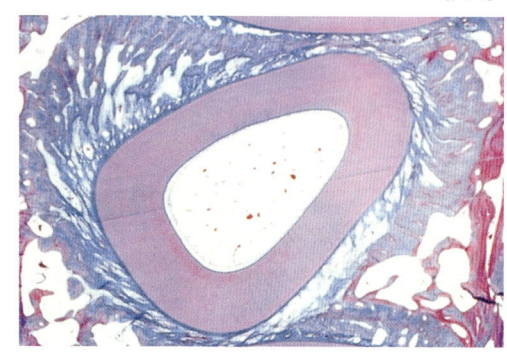

図 1-7c,d 歯の回転（後戻りを生じやすいので長期間保定が必要）.

いる（図 1-7a～d）. それゆえに，成人の場合には 1 回の調節で，この空隙量（約 0.2～0.3mm）分の移動であるが，成長発育中であれば，造骨量が多いので約倍の移動が可能であり，治療期間が成人の約半分である.

しかし，大人でも子供でも，痛がりの患者がいる．生理的には，閾値（threshold）によって異なり，治療期間も長くなる場合がある．しかし，骨と歯が外傷などの原因で癒着（アンキローシス）している場合には歯の移動は不可能で，コルチコトミーなど局所的な外科的処置が併用される場合もある.

3. 矯正料金

装置料はコンピュータのハードウェアに相当するもので，材料費はそれほど高額ではないが，矯正料金の主なものはソフトウェアに該当し，来院ごとの調節料は日常点検料に相当する．重要なソフトウェアはドクターの診断能力，技術力，コ・デンタルの協力に依存している．一般的に

は，後述する日本ベック協会誌に亀田[5]が報告している約60〜70万円を参考に地域，状況により決定されている．

以上，初診時での項目を列挙したが，医療現場で必要な「コミュニケーションスキル」について藤崎は2004年の中日本矯正歯科医会で以下のように報告している．

4. コミュニケーションスキルの基本

a. 傾聴・情報収集

例えば，「どうしたの，何か気になることはある」のように出発点は，まず「聴く」ことから．
①積極的傾聴．ただ聞いていれば良いと言うわけではなく，患者が口に出せなくても聞いてほしいところまで踏み込み，直接的応答で蓋をしてチャンスを潰さない．
②良く聴けば，それだけで患者の満足度が上がる．
③Close ended question．例えば，「痛みがあるか，あるいは歯ブラシしているか」と聞くのではなく，Open ended questionとして「どんなことが心配ですか，どんな果物が好きですか」のように方向を定めてからモグラ叩きする．

b. 共感

①「わかってもらえた」と言うような「情緒的満足」は問題解決の基本である．
②「がんばって」は医療者の納得の言葉である．何をどう頑張るのか．患者は言われなくても頑張っている．そこで，少なくとも「一緒に頑張りましょう」という関係へ．

c. 感情への対応—感情を受け止めること（受容）

①トラブルや訴訟の最大理由は患者の感情に対する対応のまずさによる．
②病気で感情が動くのは当然のことであるので，感情面のケアは避けて通れない．
③間違った感情への対応法：同じ感情で応える．励ます（患者の感情の否定）．偽りの安心（嘘や誠意のなさの現れ）．ほかの患者の例（私は特別なのよ）．
④グリーマを進めること：悪い事態を受け止めるのに必要な心理的作業．例えば，骨格性患者のCatch up growthのがっかりをそのまま受け止め，「そう，あんなに頑張ったのにがっかりだよね」．

あるいは医療従事者はよく「教えたつもり」．しかし，患者は理解していないことが多々あるので，カルテに必ず記入し相互確認し，一緒に考え相談するのも一手段である．

平成17年より歯学教育にもOSCEが導入された．以下に述べる患者とのコミュニケーションにおけるチェックポイントは医療従事者にとって重要なことである．

a. オープニング

①あいさつ，自己紹介，患者確認ができているか．
②面接の目的を患者に告げ承諾を取っているか．

第1章

> **診断に必要な資料**
> ① カルテ
> ② 顔面写真（規格）正，側面，45°，スマイル
> ③ 口腔内写真
> ④ 模型（顎態模型，平行模型）
> ⑤ デンタルエックス線写真（10〜14枚）
> ⑥ パノラマエックス線写真
> ⑦ セファロ
> ⑧ 手根骨エックス線写真

図1-8 診断に必要な資料．

b. 共感的コミュニケーション

① 視線を合わせ，適切な姿勢・態度（ボディーランゲージ）でいたか．
② コミュニケーションを促進させる言葉がけやうなずき，相槌などをうまく使えているか．
③ 事実のオウム返し（反映）がうまく使えているか．
④ まとめ・明確化がうまく使えているか．

c. 傾聴・情報収集

① 必要な医学的情報が聴き出せているか．
② 患者の生活や個人的事情に関わる情報が聴き出せているか．
③ 患者の思いや不安が聴き出せているか．
④ 患者の病気に対する考えや理解が聴き出せているか．
⑤ 受診にいたる患者の受療行動や過去の対処行動（自分で意思決定できるか，自分のセルフケアができる人か）を聴き出せているか．
⑥ 患者の気持ちや背景に迫る機会を踏み込んで聴けているか，すなわち直線的応答でつぶしていないか．

d. 説明・情報提供・真実告知・教育

① 患者にオリエンテーションがつくように説明できたか．
② わかりやすい言葉で説明できたか．
③ 患者の理解のテンポに合わせて話が進められたか．
④ 患者が質問できるような雰囲気が作れたか．
⑤ 患者が会話の主導権を取る機会，スペースを作ることができたか．

e. 問題解決・マネージメント

① 心理的・社会的問題に対してふさわしいアセスメント・介入ができたか．例：「がっかり」を「残念ですよね」というような．
② 選択肢を示したうえで患者の自己決定を援助できたか．

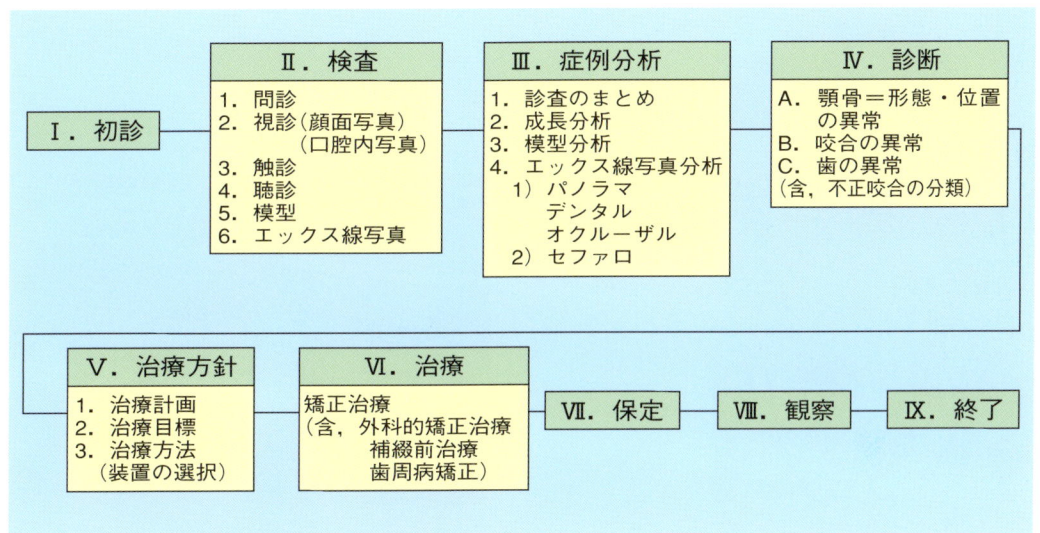

図1-9 初診から矯正歯科治療終了までの手順[6].

③患者の事情を考慮したうえで，患者とともに悩み考えることができたか．
「逆おまかせ医療」すなわち「どうすればよいか」→「やってみなければわからない」→「よかったわね」．

f. クロージング
①言い残したことがないか，尋ねたか．
②今後の具体的なオリエンテーションを患者に示したか．
③何かあればいつでもコンタクトできることを患者に示したか．

Ⅱ．診断
1. 診断に必要な資料

図1-8に示す資料は，トラブルが生じた場合，欠けていると不利である．しかしデンタルエックス線写真と手根骨エックス線写真は特別な場合を除いてオクルーザルエックス線写真で代用が可能である．

診断時重要なことは，いつ（時期），なにを（症例），どうやって（方法）を患者ならびに保護者に十分理解させ，場合によってはカルテや分析データの一部を渡すのも一方法である．通常約30〜60分の時間を要するが，思考の節約あるいはトラブル防止という点でも短い時間である．初診から矯正歯科診療終了までの手順は図1-9のようである[6]．

2. インフォームドポイント
①模型分析値，咬合状態．
②レントゲン（OP-Xray, Dental or Occlusal）．

第 1 章

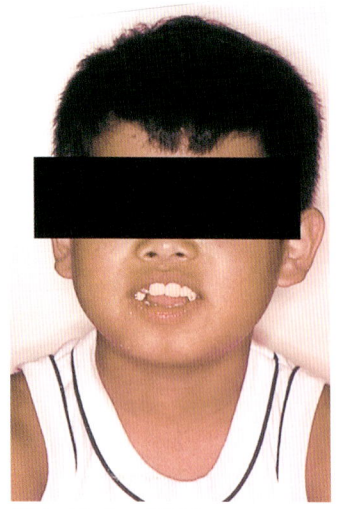
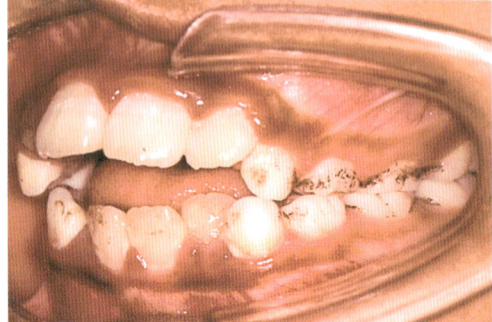

図 1-10a,b　症例 1.

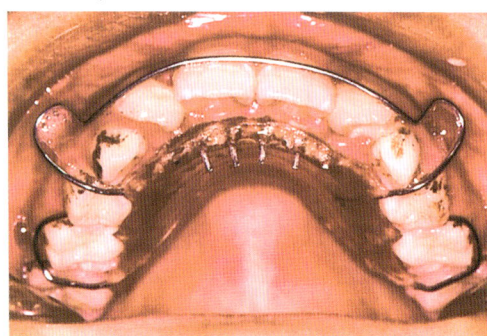
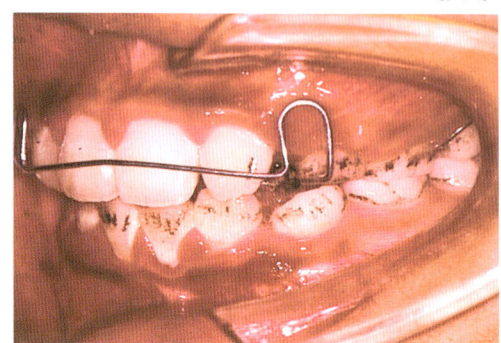

図 1-10c,d　Tongue crib 装置（注：線は切断した状態で，鑞などを付けない）．

③セファロ分析，手根骨．
④矯正装置は主として可撤式と固定式に分けられる（ブラッシング，使用上の注意）．
⑤矯正治療期間（動的処置，保定と観察）．
⑥副作用（痛み，根吸収など）．
⑦料金支払方法．

a．矯正装置選択基準

　前歯部の矯正治療は審美ブラケットの使用や舌側からのアプローチなど，できるだけ目立たない方法を工夫する努力を怠ってはならない．

　しかし，例えば，口呼吸を伴った成長中の症例で，鼻呼吸が可能かつ，正常呼吸の重要性を理解した症例には，あえて金属ブラケットを装着し，「恥ずかしい」を利用するのも一方法である．要は「わが子にもできる矯正治療装置を用いる」ことである．

トラブルの原因および対策

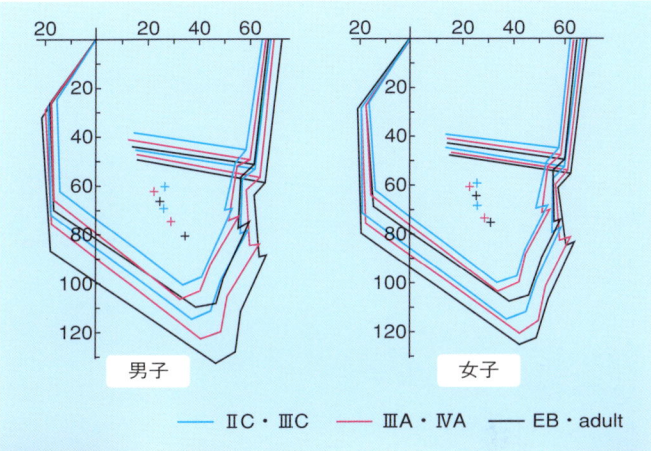

図 1-11 反対咬合者男女における各段階 Profilogram の重ね合わせ[8].

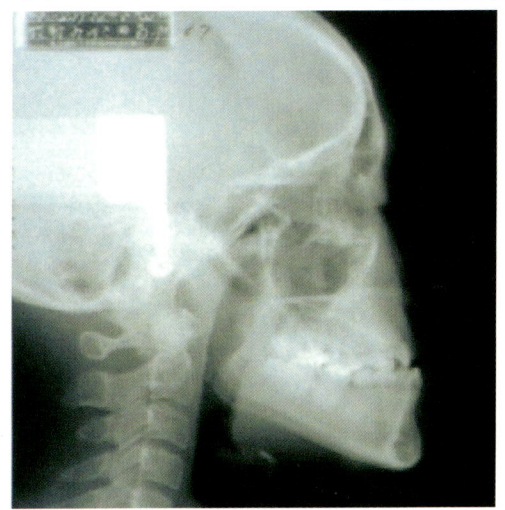 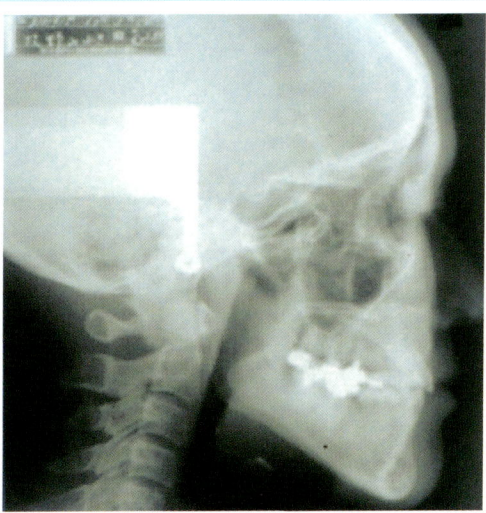

図 1-12a,b 外科的処置を施さず，カモフラージュした症例．(a：19y6m, b：23y5m)　a｜b

b．治療期間

前述したようにケースバイケースである．例えば症例（図1-10a～d）は8歳で「いつも口をあいている」を主訴に来院したものである．これは指しゃぶりと舌癖が原因と考えられるので，悪習癖防止を主目的に Tongue crib 装置と乳犬歯の抜歯により4ヵ月でオーバーバイトは改善された．しかし，再三のブラッシング指導に応えないので固定式の装置は禁忌と判断，以後，seriarl extraction により治療した．治療期間は第二大臼歯が咬合するまでの約8年間を費やした．

オトガイの突出を主訴に来院した場合には，図1-11に示した profilogram の重ね合わせに患者のデータをプロットし説明する．将来，外科的治療が併用される症例には保険が適用されるが，その判定は12～13歳頃である．しかし，症例によっては（図1-12a,b）カモフラージュ矯正を希望されることもあるが，この際には慎重に対応するべきである．通常，骨格性の不正咬合治療は症例によっては10年前後必要である場合が多い．

表1-1 矯正料金の実際

		矯正開業医院	小児開業医院	一般開業医院	大学矯正歯科	大学小児歯科	歯大口腔外科	医大口腔外科
初診料金		3679.3	7381.1	13186.0	2921.4	3666.6	-	4526.6
相談料金	初回	3813.7	3074.0	5400.0	3744.3	2812.7	3680.0	3998.2
	継続	4869.1	2500.0	3000.0	3106.0	3448.0	4020.0	4211.5
検査料金		36376.6	21590.7	19641.7	54660.4	16534.1	81965.0	55123.2
診断料金		25165.7	20306.6	19875.0	29048.4	20051.5	27200.0	80667.8
咬合誘導	一律	172076.9	50500.0	225000.0	-	100000.0	-	-
処置料金	乳歯列	122000.0	75125.0	160000.0	-	100000.0	-	-
	混合歯列	200521.7	125666.7	180000.0	-	300000.0	-	-
	永久歯列	226100.0	156375.0	-	-	300000.0	-	-
装置料金	一律	492331.9	365550.0	475000.0	469358.3	300000.0	700000.0	850000.0
	乳歯列	210635.0	155555.6	116000.0	280000.0	125000.0	400000.0	-
	混合歯列	297891.1	230000.0	185714.3	280000.0	160000.0	200000.0	-
	永久歯列	474660.2	445625.0	391666.7	760000.0	375000.0	-	-
	舌側弧線装置	99733.4	49393.0	75400.0	35987.3	26140.5	32502.5	34878.1
	機能的装置	78730.2	77389.4	111500.0	54315.0	35760.7	50292.5	53520.6
	床矯正装置	56068.0	58079.2	67705.8	35863.0	27860.0	32030.0	35785.8
	拡大装置	63682.0	58759.6	50076.9	33296.0	34217.7	34917.5	41750.8
	習癖除去装置	55840.6	51550.0	35111.1	39508.1	29811.2	35757.5	77816.7
	マルチブラケット	338731.1	250663.6	226764.7	142811.8	82775.5	97052.5	95342.6
	リンガル	549522.8	115142.9	97000.0	191400.0	28100.0	28000.0	300000.0
	MTM	118625.5	105906.7	65000.0	46970.0	43900.0	-	48965.0
	ヘッドギア	61522.9	56071.4	65555.5	35836.5	36165.0	31662.5	34339.8
	チンキャップ	56844.7	57195.4	47083.3	29403.4	32425.0	27567.5	27168.3
	前方牽引装置	62846.4	68063.0	55000.0	44512.0	43408.7	40067.5	42048.0
	可撤式保定装置	44100.0	30972.0	29166.6	38098.8	38995.5	34477.5	32723.1
	固定式保定装置	39253.3	23842.2	21375.0	29788.8	20261.6	19332.5	24852.1
調整料金		4715.7	3358.4	2948.7	5181.5	2545.4	3950.0	4693.0
経過観察		3103.1	2591.6	2514.7	3564.1	3205.5	2700.0	3516.9

＊単位は円

表1-2 治療費総額の実際

		矯正開業医院	小児開業医院	一般開業医院	大学矯正歯科	大学小児歯科	歯大口腔外科	医大口腔外科
治療費総額	平均	662044.3	421783.8	391195.7	643979.2	224866.7	675000.0	603563.6
	上限	839342.3	589027.0	555714.3	784000.0	440714.3	725000.0	752200.0

＊単位は円

c. 矯正料金

　診断の段階ではじめて具体的な料金，支払方法などにつき詳細に説明同意を求める．ここに前述の亀田[5]のデータを引用させていただいた（表1-1～3）．また，朝日大学歯科診療研究所（PDI）の料金表（表1-4）も併記したので参考にしてほしい．固定式装置の使用に際しては，前述した症例のように，ブラッシングが不良の場合，治療ゴールの変更もありうること，また，治療途中一時的に撤去する場合がある．その時には追加料金ならびにブラッシング指導料を請求し，本人には治療を中断した場合，「お金をドブにすてるようなことになるから，何のために治療をするのか，治療が終了したらどうなるのか，治療しなかったらどんな人生になるのか」などを考えさせる時間を与える．

表1-3 矯正料金の支払い方法

	矯正開業医院	小児開業医院	一般開業医院	大学矯正歯科	大学小児歯科	歯大口腔外科	医大口腔外科
一括前払い（分割不可）	43 (7.6%)	17 (20.7%)	10 (18.9%)	7 (25.0%)	5 (21.7%)	1 (25.0%)	1 (7.1%)
一括前払い（分割可）	335 (59.5%)	56 (68.3%)	22 (41.5%)	11 (39.3%)	9 (39.1%)	1 (25.0%)	-
均等前払い	182 (32.3%)	14 (17.1%)	9 (17.0%)	2 (7.1%)	-	1 (25.0%)	2 (14.3%)
治療の進行段階別	249 (44.2%)	39 (47.6%)	25 (47.2%)	14 (50.0%)	17 (73.9%)	2 (50.0%)	10 (71.4%)
来院ごとの診療費のみ	28 (5.0%)	10 (12.2%)	15 (28.3%)	4 (14.3%)	8 (34.8%)	1 (25.0%)	3 (21.4%)
その他	51 (9.1%)	9 (11.0%)	6 (11.3%)	2 (7.1%)	1 (4.3%)	-	1 (7.1%)
合計	888 (157.7%)	145 (176.9%)	87 (164.2%)	40 (142.8%)	40 (173.8%)	6 (150.0%)	17 (121.3%)
回答総数	563 (100%)	82 (100%)	53 (100%)	28 (100%)	23 (100%)	4 (100%)	14 (100%)
重複回答数	325 (57.7%)	63 (76.9%)	34 (64.2%)	12 (42.8%)	17 (73.8%)	2 (50.0%)	3 (21.3%)

特に注意する症例は成人女性でキャリアーの場合である．ドクターの考えているゴールと，患者のイメージとが微妙に異なる場合があるので，セットアップモデル（予測模型）や画像で正常範囲とゴールを十分理解させてから治療を開始するか，セカンドオピニオンをさせる．また，矯正料金支払い計画書には患者あるいは保護者のいずれかのサインをいただく．

d．矯正治療に伴う偶発症

教科書[3]を紐解いてみると，
① 歯根吸収．
② 歯面白濁とう蝕．
③ 歯周組織への障害．
④ 口腔軟組織への障害．
⑤ 皮膚への障害．
⑥ アレルギー．
⑦ 顎関節症の発現．

などが挙げられている．このうち②〜⑥は術者または患者が注意すれば防ぐことができる．①の歯根吸収は矯正治療における真の意味での偶発症であり，訴訟問題が生じているので，歯科矯正治療により歯根吸収が起こるかもしれないこと，そして，それは非常に予測が難しいことと同時に，装置装着後，少なくとも年1回は前歯部根尖部をエックス線写真で評価する必要があることを説明する（図1-13a〜c）．通常，動的矯正治療期間中に歯根吸収がみられた場合，治療の最

第1章

表1-4 朝日大学歯科臨床研究所（PDI）の料金表

区　　　　分			税込料金	備　　　考
	相談料		2,100	
	資料ならびに診断料		84,000	最低3回の資料採得を含む
矯正	矯正装置	初回 A	262,500	当診療所にて，咬合誘導により移行した場合は，咬合誘導装置料を減じる A装置：ラビオ・リンガルシステム B装置：マルチ・ブランケットシステム（メタル） C装置：マルチ・ブランケットシステム（セラミック）
		初回 B	420,000	
		初回 C	451,500	
		変更 A→B	157,500	
		変更 A→C	189,000	
	補助装置	単独	31,500	
		併用	21,000	
	保定装置		52,500	
	装置修理		10,500	
	装置再製		52,500	
	処置料	A	3,150	1回ごと
		B，C	4,200	
	定期検診料		2,100	
MTM	装置	診断料 A（単独）	2,100	
		診断料 B（複雑）	21,000	
		ブラケット(sectional) 1/3顎	52,500	
		ブラケット(sectional) 片顎	105,000	
		デンチャータイプ 保隙目的のみ	21,000	再製料 5,250 / 10,500 / 15,750　紛失など現物がない場合は全額負担
		舌側弧線 小移動	31,500	
		FKO，悪習癖防止装置など	42,000	
		顎外装置（チンキャップ，ヘッドギア） 単純	31,500	
		〃 併用	21,000	
咬合誘導	処置料		2,100	
	装置修理	単純	3,150	
		複雑	5,250	
	バンドループ		10,500	
	クラウンループ		15,750	
	模型		1,050	
	Extrusion	単純（ワイヤーとレジン）	15,750	
		複雑（ブラケット）	31,500	

終目標を再評価し，治療を終了させるか，あるいは治療を妥協するかを決定する．必要なら矯正力の適用を中止，あるいはバイトプレートを用いて一時的に咬合させないようにしている．

また，若年者の患者では咬合変化に対する筋の適応能力も比較的高いうえ，発育中の歯根では吸収が比較的少ないので，矯正治療はできるだけ早い時期に開始すべきであると考えている．参考になる臨床論文として坂本[9]を推薦する．もし不幸にも生じた場合には，その時点で患者に隠さず知らせるべきである．また術者はジグリング（横揺れ）や異常な咬合力によっても生じやすいことを念頭に入れておく．⑦の顎関節症に関しては，その原因は多因子によるもので，矯正治療前にすでに生じていることがあるので，コンダイラーテストと触診で初診時に確認し，その場で患者と保護者に説明する．

トラブルの原因および対策

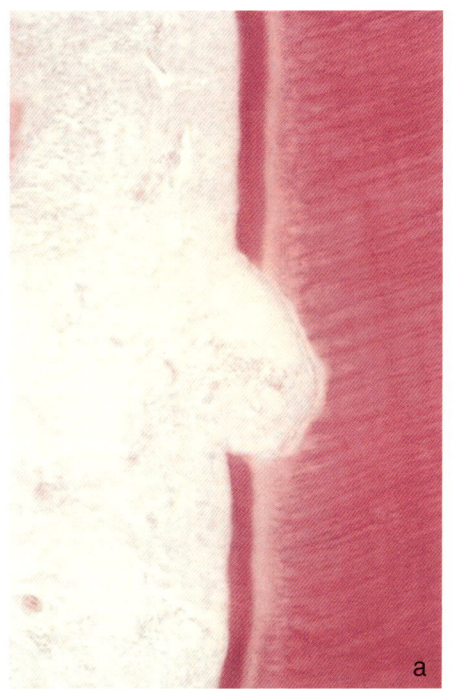
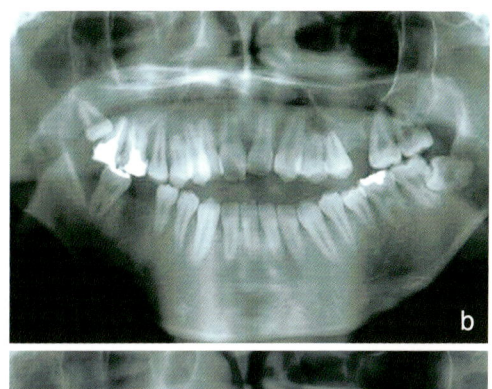
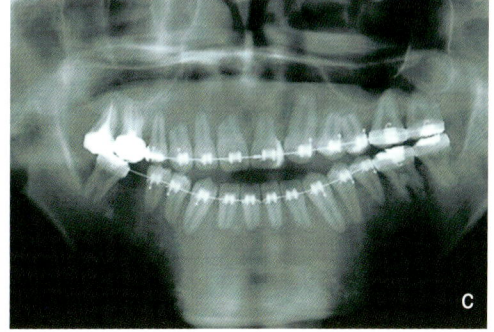

図1-13a　根吸収．エックス線像では 0.14 × 0.35mm 以上でないと確認不可．

図1-13b,c　レベリング中に生じた根吸収．

　Henrikson. T[10] によると，II級咬合異常者(65名)に対して，ストレートワイヤー・アプライアンスを用いて矯正治療を行った群と58名の矯正治療を行わなかった群，60名の正常咬合者を調査した結果，固定装置による矯正治療では，抜歯治療であれ，非抜歯であれ，TMD症状を発現させたり，治療前から存在するTMD症状をさらに悪化させることはない．TMJクリッキングについては，改善した症例も悪化した症例もあるが，3群はそれぞれ2年間で同じような傾向を示し，矯正治療がTMJクリッキングには影響を与えないと結論づけている．

　そのうえ，朝日大学歯科矯正学教室での微小圧センサーを用いたサル顎関節部荷重の直接測定でも，顎関節部には，通常いわれているような大きな力が作用していないことが判明している[10]．日常臨床では音のみの場合には特に対処せず．患者には指の関節を鳴らすのと同じですので一生そのままお付き合いしましょうと説明している．インフォームド・コンセントとして，治療の利点のみを強調するのではなく，治療の成果の予測について「どの程度までが限界であるのか」の情報を正確に患者ならび保護者に与えておく必要がある．

3. 痛みに対して

　装置装着あるいは調節ごとに2～3日は多少痛みを伴う．耐えられない痛みではないが，成人にダイレクトボンディングした際には，筆者は薬物を用いず以下の2方法を用いる．
① 痛くなったらコップ1杯のお湯に大さじ1杯の食塩を混ぜ，口に含んでグチュグチュを2～3回行う（収斂作用を利用）．

第 1 章

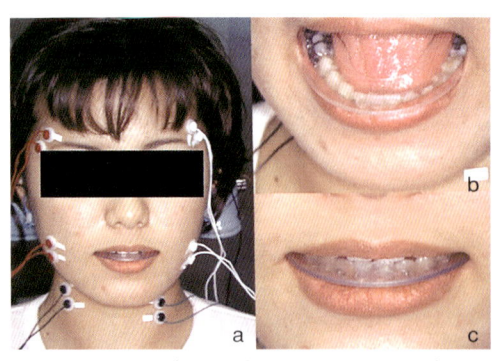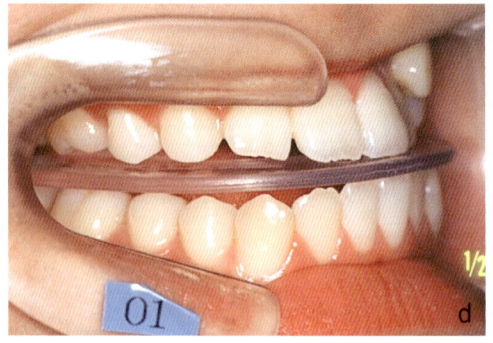

図1-14a～d 痛みに対してチエラバイトを用いる．

②図1-14a～dに示したチエラバイトを用い3分間，開閉咬を朝，昼，晩の3回行う（歯根膜反射の分散）．また，顎関節に違和感のある症例にも本法を用いているが非常に効果的である．

4．矯正施術中に時々生じる問題
a．思うように歯が動かない場合
①使用しているエラステック，補助弾線あるいはアーチワイヤーの力が不適当．
②結紮線やアーチワイヤーの摩擦抵抗．
③咬頭干渉．

b．矯正装置の破損または脱落
①術者側の不注意．
②セメント合着やブラケットの不適確．
③患者の不注意・・・固定式の場合には，チューインガム，餅，キャラメルなど粘着性の食べ物は禁止，可撤式の場合には，ポケットに直接入れないで専用のプラスチックケースを使用する．

c．疼痛を訴える場合
①矯正力が過大．
②組織の損傷．

Ⅲ．保定開始時
1．保定の目的
　歯や顎は，咀嚼筋，舌，口唇などのバランスが取れた状態，脳神経経路が動的処置によって得られた正しい関係を新たに記憶しない限り，リラップス（後戻り）する可能性があることを十分説明する．一番良い方法は，指を2本，上下顎歯の側方にあて，開閉させ，歯列にいかに筋による側方力が働いているかを体験させる．

トラブルの原因および対策

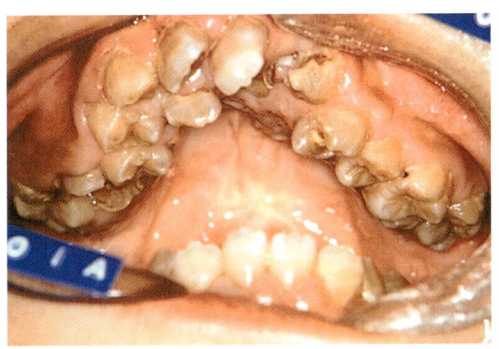
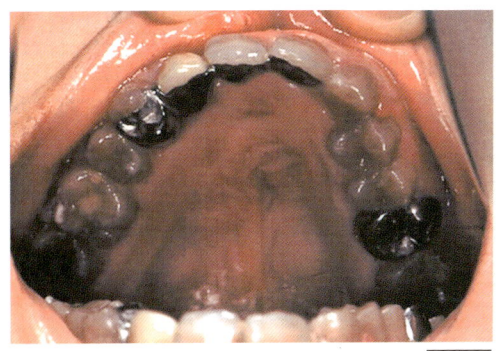

図1-15a,b　器械保定後，永久保定を行った症例．　a|b

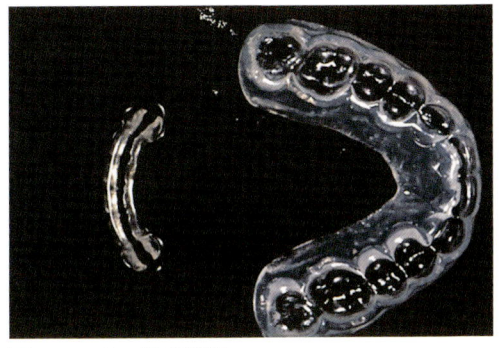
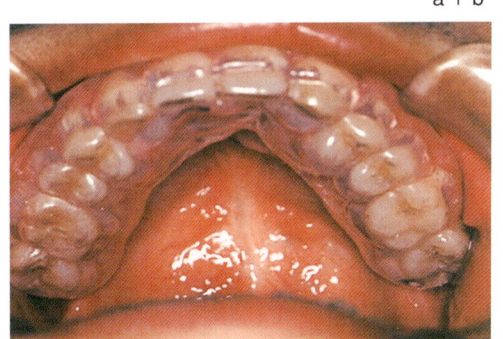

図1-16a,b　保定装置．　a|b

2. 保定期間

a. テキスト的期間
　症例によって異なり，特別な症例では保定装置を使用しないで，動的装置の使用期間を徐々に短くし，自然保定に移行．逆に口蓋裂症例のように器械的保定後に永久保定が必要な症例もある（図1-15a,b）．

b. コンダイラーテストによる方法
　機能的矯正装置やClass Ⅱ，ⅢエラステックEラステックを長時間使用した症例では，治療前の9〜10mmが，13〜14mmに増大する．この時点で保定を終了するとリラップスするので，治療前のデータになるまで保定を継続する．

c. 成長終了確認と第三大臼歯の状態確認
　通常，手根骨とオルソパントモグラムで判断．

d. 保定装置
　保定装置はできるだけ審美的でシンプルな物を使用する（図1-16a,b）

33

第 1 章

3. リラップスした時

保定装置を使用していないで再治療が必要な場合には，再治療費を請求する．

4. トラブルの実例

医療問題弁護団員，朝日無料法律相談所代表・横幕武徳が成人矯正歯科学会（第6回学会セミナー）で講演した資料によると「矯正治療中のカリエスに対する損害賠償請求」としてまず，ドクターが知らなければいけない事項は，説明の範囲についてどの範囲の説明を要するかについては医師の裁量と患者の自己決定権とを，どの程度重視するかによって違いがあるが，基準としては以下の項目が挙げられる．

- イ．合理的医師説明説：通常の医師が説明する情報を説明しているか否か．
- ロ．合理的患者説：当該患者の置かれた状況を前提として，合理的な患者であれば重要視した情報を説明したか否か．
- ハ．具体的患者説：当該患者が重要視する情報も説明したか．
- ニ．二重基準説：具体的患者説を前提とし，合理的医師説明を重畳基準とする．
  現時点では裁判所は上記の内，合理的医師説明説を採用しているといえるか．

a. 具体的ケース：事案①（平成 10 ＋ X 年〇月×日）

上下顎前突を主訴として，マルチブラケット法による 1 年 11 ヵ月の治療の後，上顎前歯舌側固定式保定装置を 3 年間装着．

固定式保定装置を除去した当日，患者本人が上顎 2〜2 の舌側および隣接面にカリエスを発見し，上顎両側中切歯および右側側切歯は C2，左側側切歯は C3 ＋ Pul であった．

裁判所の判断

動的治療期間よりも一層丹念にブラッシングを行わなければならないことを十分指導すべき診療契約上の義務を負うところ，今までと変わらず歯磨きをするように述べた程度で，それ以上に特にブラッシングの指導を行わなかった．

※実は，この先生はカルテの書き込みをしていたことが裁判所の心証を悪くしたという後日談がある．

損害

①精神的損害 50 万円．
②弁護士費用 5 万円．

治療費の返還は，矯正治療そのものは目的を達しているから，返還の義務はない．

b. 具体的ケース：事案②（平成 10 ＋ X 年〇月△日）

歯科矯正治療を受けていた患者が，治療中虫歯となり，そこで治療契約を解除したが，虫歯を予防する義務，虫歯治療のための処置義務を怠ったとしたケース．

裁判所の判断

虫歯を予防すべき義務違反
①矯正装置が口中に入ると周囲に食べ物のカスが付いて通常より虫歯になりやすい状況になる.
②歯磨きに手を抜くと虫歯の発生する危険性が高い. 特別な事情のない限り,口腔内の衛生管理が十分でないことによる虫歯の発生については,患者が責任を負うべき.

損害

①矯正料金(59万7,400円のうち半分の29万8,700円請求)
　矯正治療が完了する前に契約が解除された場合,患者が医師による治療を継続したのであれば受けることができたであろう治療の対価に相当する金員の返還義務があるとして金10万円の返還義務を認容.
②虫歯の発生自体について医師の責任はない.
③慰謝料・弁護士費用
　医師の契約上の義務違反行為により通常生ずべき損害とはいえない.

訴訟に必要な費用

①証拠保全→30万円.
②弁護士費用:訴訟額の5%.

参考文献

1. Petit HP and Chateu M. : The K test and the condylar test. J. Clin. Orthod. 1984 : 18 : 726-732.
2. 渡辺　修,森脇以倶子:舌挙上による下顎骨への整形的効果と歯列弓の変化. バイオプログレッシブ・スタディークラブ会誌. 1999 : 13 : 9-20.
3. 山口秀晴,大野粛英,佐々木洋ほか監修:口腔筋機能療法(MFT)の臨床. 東京:わかば出版. 1998.
4. 葛西一貴,後藤滋巳,亀田　晃,相馬邦道,川本達雄,丹羽金一郎編集:歯科矯正学第4版. 東京:医歯薬出版. 2002 : pp24, 249-254.
5. 川本達雄,丹羽金一郎,後藤滋巳,三浦廣行,石川晴夫,氷室利彦:新しい歯科矯正学. 京都:永末書店. 2000 : 44-49.
6. 亀田　剛:我国における矯正歯科料金について. J. Begg orthodo. 2003 : 25 : 59-62.
7. 花田晃冶:新説歯科矯正学. 新潟大学歯学部歯科矯正学教室. 1987.
8. 浅井保彦:歯列・顎・顔面の成長発育〔須佐美隆三,中後忠男編/反対咬合〕. 東京:医歯薬出版. 1976.
9. 坂本輝雄:矯正治療による歯根吸収. 歯界展望. 2001 : 97 : 1285-1290.
10. Henrikson. T(毛利環, 木野孔司訳):咬合ならびに矯正治療と関連したTMD症候について. Quintessence. 2001 : 20 : 91-96.
11. Inuzuka S and Niwa K. : Direct Measurement of the Temporomandibular-joint Loading in Monkey Using a Micropressure-sensar Composed of Hydroxyapatite/lead-Zirconate-Titanate Laminated Ceramics. Dentistry in Japan. 1998 : 34 : 81-83.

第2章
トラブルのない矯正治療

はじめに—矯正患者とトラブルを起こさないためにはコミュニケーションが大切—

　大切なことは，患者の現状を把握することである．どのような治療でも同じだが，患者の訴えを聞くや否や，十分な資料も採らず，十分な症例検討もせずに，自分はわかっていると口腔内の状態だけを診察して，いきなり治療に着手しないことである．

　矯正治療に必要な資料を採取し，分析して診断を立て，治療方針，治療計画を決定して患者に説明し，納得と同意を得てから治療に入るべきである．歯科医師の考え方を一方的に説明して治療に入らないことである．来院初日に分析まで終わって，次回装置を入れるような慌しいことではなく，いろいろ吟味してから治療に着手する．また，はじめの来院回数を1回減らすことと治療期間が短縮されることとは一致しない．

　何事も大事なことは，基本的で，地道なことである．問診を取り，視診・触診を行う（表2-1）[1〜3]．一見，手早く治療を開始しても，根拠がなければ，説明や治療が一致しない．患者からの質問にその場限りの返答を行うことになる．

表2-1　問診

問診（①〜⑥などを確認・記録）
①患者名・生年月日・性別
②主訴—どこを，何を，どなたが気にされているか
③家族歴—ご家族に同一症状の方がおられるか
④既往歴—全身的・局所的疾患の有無
⑤発育歴—習癖の有無，顎関節症の有無，身長，体重
⑥現病歴—いつから症状が，ありますか
視診や触診（①〜③などを確認・記録）
①歯式—乳歯列期，混合歯列期，永久歯列期，老年期
②不正咬合の種類—アングル分類ではどうか，歯のレベルか，骨のレベルか
③機能的な問題—顎の偏位・TMDの有無

表2-2 一般的エックス線写真，矯正歯科的記録・情報

一般的エックス線写真（①〜③などを評価）
歯科用エックス線写真10枚法やパノラマエックス線写真（イヤリング，義歯をはずす）
①歯数や歯の形態異常の有無
②歯の発育段階
③歯槽骨の状態
矯正歯科的記録・情報（①〜④などを収集）
①口腔内写真—正面・左右側面・上下顎咬合面—咬合平面に合わせる．咬合面は，ミラーを入れる
②顔面規格写真—正貌・側貌・45度斜位—眉と耳を出して，眼耳平面に一致させて撮影
③研究用模型—咬合平面を平行にした平行模型
④頭部エックス線規格写真—主に側面，まれに正面—眼耳平面に一致，イヤリング，義歯をはずす

表2-3 治療目標・治療方針・治療計画の変更要因

資料を分析し診断を立て，治療目標・治療方針・治療計画を決定．しかし，変更要因として
①患者の状態—年齢，小児か学生か社会人かあるいは家庭人か
②患者の要求—矯正装置の種類，通院間隔など
③治療を行う歯科医師の能力

注：筆者は，九州大学病院矯正歯科に長く在籍していたため，診断の立て方，その他は，矯正歯科の方法に準じている．

表2-4 治療目標・治療方針・治療計画の決定にあたり考慮すること

①直ちに着手する
②少し時期を待つ
③矯正治療だけで問題を解決する
④自分の力だけで解決できる
⑤専門医あるいは大学に依頼する

①〜⑤などを考慮．

Ⅰ．一般的歯科用エックス線写真と矯正歯科的記録・情報の収集 (表2-2)[1〜3]．

これらは，レントゲンを撮影した，写真を撮影した，模型を作っただけに終わらずに，良く観察する．また，頭部エックス線規格写真のレントゲンの分析方法だけで，顔のすべてを網羅している訳ではないので，顔面の規格写真と合わせてレントゲンを良く読むこと．長さと角度の分析だけでなく，形・大きさを観察すること．特に頭部エックス線規格写真の下顎結合部の厚みや高さは，治療後の下顎前歯の位置を確定するのに大事なところである．

研究用模型も歯幅と歯列弓の分析だけでなく，歯槽骨の厚みや高さ，歯列弓の形，歯の植立方向をパノラマエックス線写真や歯科用エックス線写真10枚法とで確認することが大切である．同一人物の資料であるから，単独で判断するのではなく，連結して判断する．

ところで，「レントゲンはなぜ必要ですか」．歯科に関する病変が何もなくても，視診・触診の際に病変がなくても，矯正によって歯を移動する，あるいは，顎に対する治療を行うのであれば，骨内の状態はレントゲンがなければわからない．

ある患者およびそのご家族から，「私（子供）の矯正をして下さっている先生は，レントゲンを撮らない．これでいいのでしょうか」と質問を受けたことがある．病変がないからレントゲンは不要という考えでは，治療の目標・予測が立たず，でたらめな治療行為になる．

Ⅱ．正しい診断と治療計画の決定

資料を収集し，これを分析してはじめて患者の診断を立て，治療目標・治療方針・治療計画が

表2-5 矯正治療の問題点
①治療期間が，長期2,3年に及ぶこと
　成長期の患者では，成長終了まで
②装置装着時に痛み，あるいは，違和感のあること
③根尖が吸収するかもしれないこと
④おおむね健康保険が効かず，私費であること

表2-6 矯正治療の利点
①異常咬合による劣等感の解消→集中力の向上
②審美性の回復
③歯周病の予防
④う蝕羅患の予防
⑤口腔外傷の予防
⑥保存・補綴治療の補助

表2-7 矯正治療の利点を獲得するために患者に守っていただくこと
①通院の約束をたびたび変更しないこと—矯正装置の機能不全を生じる．
②食事制限の有無—装置損壊の予防
③十分なブラッシング—治療中のう蝕発生は，治療が中断し，治療期間が延長する．
④矯正装置を活性化させるための補助—ネジの回転，装置の着脱，口腔内にゴムを使用．
⑤保定—新しく得られた咬合関係を維持するための簡単な装置の装着
　　　—完全に治ったように見え，不動のように見えても，口腔周囲組織は，まだ安定していない．これが安定するまで必要

決定される．しかしながら，こちらの思い描くとおりに治療が進むわけではなく，患者の年齢，学生か社会人か，家庭人か，あるいは，患者の矯正装置の種類に対する希望，通院間隔などいろいろな条件によっても治療目標・方針・計画が変わる．そして何よりも，治療を行う歯科医師の治療技術の能力により，治療目標・方針・計画も変ってくる．あるいは変えざるを得ないこともある（表2-3）[1,3]．

診断を行い，治療目標・方針・計画を決定しても，患者の状態や要求，治療を行う歯科医師の治療技術の能力により，以下の項目などを考慮しなければならない（表2-4）．
①直ちに着手するか．
②少し時期を待つか．
③矯正治療だけで治療が完治するか．
④自分の力だけで解決できるのか．
⑤専門医あるいは大学に依頼すべきか．

一番困ることは，できもしないことを，できると称して治療に入ってしまうことである．自分の治療の限界，限度を自覚して，泥沼に入る前に恥を忍んで他院に紹介する勇気を持ってほしい．

Ⅲ．インフォームド・コンセント

矯正治療を始めるにあたっては，矯正治療の利点・問題点を十分説明する（表2-5,6）．矯正治療には問題点もあるが，それでも矯正治療が盛んであるのは，問題点を補うだけの大きな利点があるからである．この利点を獲得するために，患者に守っていただく一般的な注意事項（表2-7）と，患者の治療に際して予想されるこの問題点を，洗いざらい平易な言葉で説明する．専門用語をまくし立て，何がなんだか訳のわからない言葉で煙に巻いてしまうのではない．患者（家族）との信頼関係を築き，治療に対してあらかじめ納得や同意を得ておく必要がある．また，説明や治療記録は，診療録に記載しておく[4]．

表 2-8 治療トラブルの要因

①患者に問題がある場合
②歯科医師側に問題がある場合
③患者と歯科医師側と重なった場合

Ⅳ. トラブルの要因

　矯正治療のトラブル要因として，患者に問題がある場合，歯科医師側に問題がある場合，そして患者と歯科医師側と重なった場合が考えられる(表2-8)．なにも片一方の不注意でトラブルが生じることはなく，患者と歯科医師(スタッフを含む)間の意思の疎通がない時に生じる．

　トラブルは，いろいろあるが，その究極の解決法は誠意ある態度・説明が一番と考える．患者に問題があると考えられる時は，歯科医師の説明不足と患者自身の問題がある．治療途中で治療の進捗状況が悪い時は，患者の協力度の再確認が必要になる．

1. 歯科医師側の問題

　歯科医師側の問題点としては，日々勉強に尽きる．臨床において，診断・テクニックについては，矯正の教科書を読むことで疑問が解消することもあるであろう．また矯正の学会に参加して，現在の矯正の流れを知る．さらに，矯正の講習会に参加する．研究会・スタディグループに入って，多くの症例を観察し，演者に質問し疑問を解消する．あるいは，治療方法のコツをつかんでくる．

2. 患者側の問題

　日常社会とのかかわりについては，次のような患者の現在の生活環境を良く把握しておく必要がある．
①社会人に対する場合——職場環境の変化．
②大学生に対する場合——試験前か，卒論作成，就職シーズン．
③児童・生徒に対する場合——入試前か，試験前か．

　一般に，現在の児童・生徒はかなり忙しい．習い事で外出することが多く，1日に何時間も使用する顎外装置は，使用しづらくなっている．また，学年が変っていくことで生活環境も変わり，矯正装置を活性化させるためのネジの回転，装置の着脱，口腔内のゴムの使用などが不規則な状況になっている．

Ⅴ. トラブルの対応

　歯科医師側としては，患者の治療態度の把握が大切になる．また，もしもトラブルが発生しても包み隠さず，誠意ある態度・説明が一番である[4]．診療録の書き換えはいけない．現在の科学技術は，簡単に改ざんを見破ることができる．

　いわゆる病変がなくてもレントゲンは撮影してほしい．骨の中の状態は，不明である．経験で判断してはいけない．矯正によって歯を移動するためには，骨の状態，歯根の状態・形を知らな

ければ，効率の悪いことになる．いつまでも治療を続けると治療費が入るが，治らなければ違う出費がかかる．

　最後に医療に際して，安全を確保し未然にトラブルを防止することは当然の責務である．しかし，「人間は間違いを犯すもの」といわれている．失敗を誘発しない環境やほかで起こった失敗を吸収してトラブルを未然に防ぐために日夜努力勉強し，不完全な部分はつねに改善することに努めなければならない．

　「この症状は，私の経験ではこう治せば良いのだ」といきなり治療に入るのは止めてほしい．基本の問診・視診・触診の後，矯正用の資料を採り，いろいろ分析し，これを患者（ご家族）に専門用語を用いず平易な言葉で，解説・説明して，同意を得てから治療に入られてほしい．基本を忘れず手抜きをせず，誠意ある態度・説明で治療する必要がある．

参考文献
1. 高橋新次郎：新編歯科矯正学 第9版．京都：永末書店．1969：74-119, 191-200.
2. 三浦不二夫：ライトワイヤーテクニック 第1版．東京：医歯薬出版．1973：81-89.
3. グレバー，T M.：現代歯科矯正学－概念と技術－上巻（三浦不二夫，井上直彦，大坪淳造共訳）第1版．東京：医歯薬出版．1971：1-69．
4. 松下良成：歯科医をめぐる医事紛争について．西日矯歯誌．2004(1)：49：7-9.

第3章
矯正治療時における小児のトラブルについて

はじめに

　矯正治療における一般的なトラブルは，話し合いが十分なされたと思われていても患者との約束上のトラブルや治療期間におけるトラブルが多く，転勤時や後戻りによる再矯正治療による金銭的トラブルも少なくない．

　われわれが行う矯正の中でも，保護者の元に置かれた成長期の患者に対する矯正治療は，保護者，患者，歯科医師，学校という4つの違う立場の人がそれぞれに理解を示さなければ，どんなに時間をかけて説明しても本当の意味での「納得」につながらないため，どこかでトラブルを起こす結果を招いてしまうことが多い．

　成長期に矯正治療を行う患者には，本人だけでは決められないことがあったり，また何か問題があった時，保護者には納得してもらっていても，親が子供に話す段階になって納得させられないことも多く，部活があったり，習癖を持っていたり，わかってはいるけれども本人がこちらの指示に沿ってやることができないことや，また反抗期に入り急に来院しなくなったり，話をしなくなったり，コミュニケーションが取れなくなることが多くみられる．

　要するに小児のトラブルは，次の2つに大きく分けて考えるとわかりやすい．
　①われわれが矯正治療を行ううえで困ってしまうトラブル．
　②患者との関係が修復できなくなるようなトラブル．

　そして仮にトラブルが起きたとしても，子供が中に入ることでクッションになり，大事にならない場合と，子供に関わる周囲の人が解決を遅らせてしまう場合とがあるので，矯正を始める時の注意以上に，トラブルの対処には，大人とは異なった解決方法が必要となる．成長期の患者の矯正治療を進めるうえで，コミュニケーションのあり方が大人のものと比較すると，また違った大変難しいものに感じられる．

　矯正治療をトラブルなく成功させるためには，それぞれに納得してもらわなければいけない事柄と，そのために行う，失敗しないための年齢に合わせた患者との数々のコミュニケーションについて十分考慮しなければならない（図3-1）．本章では，大きく分けた小児のトラブルの原因に

第3章

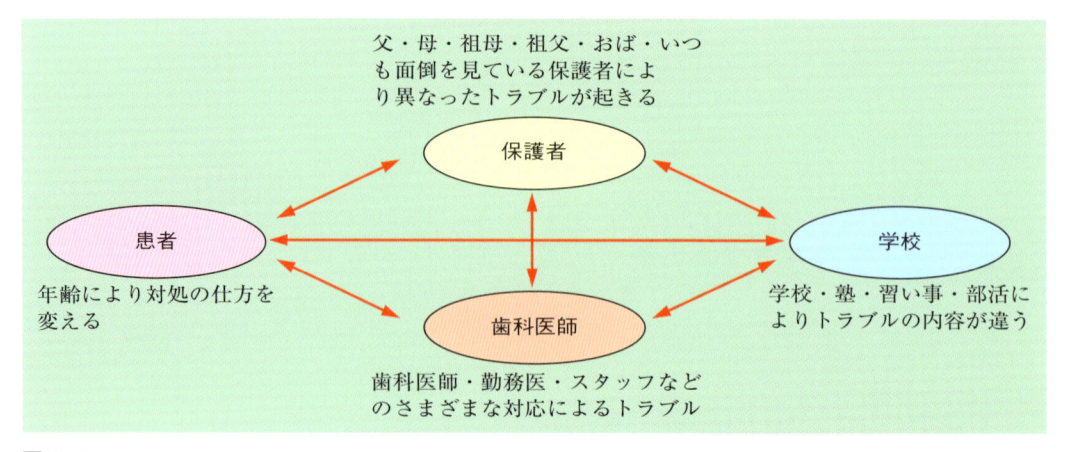

図3-1

父・母・祖母・祖父・おば・いつも面倒を見ている保護者により異なったトラブルが起きる

患者：年齢により対処の仕方を変える

学校：学校・塾・習い事・部活によりトラブルの内容が違う

歯科医師・勤務医・スタッフなどのさまざまな対応によるトラブル

ついて，さらに詳しく考えてみたいと思う．

①の「われわれが矯正治療を行ううえで困ってしまうトラブル」をさらに分けて考えると以下のようになるが，このトラブルの対処の仕方次第では，大きなもめ事に発展していく可能性が非常に高く，慎重に対処し解決しなければならない．

①約束事を守らない（a．アポイント，b．装置の扱いやゴム交換，c．その他の注意：楽器・姿勢・口唇閉鎖・食習慣・寝方など）．
②う蝕を作る（a．歯ブラシをしない，うまくない，b．痛くてあまり噛まない c．口呼吸）．
③装置関係のトラブル．
④途中ではずしたいと言う（a．痛くてはずしたい，b．いじめにあう，c．見た目が悪い，d．うまく話せない，e．うまく食べられない，f．学年が変わる，g．口臭がする，h．ストレスが溜まる，i．楽器がやりたい，j．頭が痛くなる，試験・受験勉強ができない，k．転勤・転校・卒業・就職，l．呼吸ができなくなる）．
⑤自分ができないのはすべて親のせいにする．
⑥その他．

また②の「患者との関係が修復できなくなるようなトラブル」には，歯科医師側も患者が何を訴えているのかを十分に把握しないまま話し合いに入ると話がかみ合わなくなり，「お互いにこんなに説明しているのにどうして納得しないのか」と大きな修復のできないトラブルへと発展していくので，十分話を聞くことがトラブル解決のスタートだと考える．分類すると以下のようになる．

①説明に納得していないことが原因でのトラブル．
②治療に納得していないことが原因でのトラブル．
③金銭関係が原因でのトラブル．

Ⅰ．われわれが矯正治療を行ううえで困ってしまうトラブル

1．約束事を守らない

a．アポイント

原因

約束の日時を守らない，あるいは治療時間が十分に取れないことが原因となるトラブル．

トラブルの内容

①部活で遅くなったり塾に通ったりしていて，こちらへの来院日や時間はわかってはいるけれども，こちらの指示に沿って予約どおりに来院できなかったり，何時までに帰りたいので，それまでに終わってほしいということが多くなってくると，計画どおりに矯正治療が進まないことが多い．そして，来院間隔も長くなり卒業が近づいてくると装置を除去できないかと一方的に自分の都合で物事を推し進めようとしてくる．

②反抗期に入り急に来院しなくなったり，話をしなくなることもあるので，約束事を反故にされることが多くなる．家の中でも会話がなく，時には装置のことでいじめにあっているのを知らないでいることもあるので，無断で予約をキャンセルするようなことが何度か続く場合には，親との話し合い，学校との話し合いが必要である．

③保護者と一緒に来院するような低年齢の患者は，兄弟が病気になったり，親が忙しくなったりするとなかなか約束どおりに来院してくれなくなる．

対策

①こちらもできるだけ時間を守ることを心がける．

②部活をなかなか抜けてこられない患者もいるので，学校や保護者に協力を要請する．

③習い事が多い患者には，話し合いのうえ，同じものが重ならないように休んでもらう．

④予約に変更が多く，長引いてしまう患者には，同時期に始めた患者のきれいに仕上がった模型や写真を見せ，進み方や治り方を比較できるようにする．

⑤その他の理由でキャンセルが多い患者には，模型や写真などを使い，調整の期間が開きすぎると途中で装置が効かなくなったり，効きすぎたりして曲がったり，ゆがんだりするところを見せるようにする．

b．装置の取り扱いやゴム交換

装置の扱いが乱暴で，注意をしても装置の破損を何度も繰り返す患者や，ゴム交換などの約束を守れない患者の治療のやり直しや，治療期間の長期化がさらに診療を困難にする．

原因

装置の破損や脱落が原因でのトラブル．

トラブルの内容

①大人に比べ，装置をいじったり，乱暴に扱ったりすることが多く，破損を招きやすい．

②咬合高径が低い場合が多く，咬合により食圧を受けたり，対合歯がぶつかったりすることで破損や脱落を起こしやすい．

③ストレスにより自分から取ろうとする．

第3章

④調整後の矯正力により起こる疼痛から逃れようとして装置や歯をいじる患者もいる．

対策
①それぞれの装置の取り扱いについての注意をパンフレットにして患者に渡す．
②来院までの間にトラブルがあり，すぐ来られない患者のために対処の仕方のパンフレットを作成．
③そのことで矯正期間が延び，きれいに治らないこともあるという事柄を，説明し確認書としてお互いに取り交わしておく．

c．その他の注意
①矯正中の口腔周囲筋のバランスを整えることにより，成長期の咬合育成に良い影響を与えることはすでに知られていることだが，そのバランスを崩すような楽器の使用を控えるように注意をする．約束を守ってもらえない時には，口唇閉鎖がなかなかできず診療の長期化につながる．
②姿勢，食習慣，異常習癖など矯正治療の進行を妨げてしまう悪習慣が，こちらで注意しているにもかかわらず日常的に行われている場合．

2．う蝕を作る

a．歯ブラシをしない，うまくできない

原因
　上手に歯磨きができないことが原因でのトラブル．

トラブルの内容
①口の中の清掃状態が，患者の年齢や装置の種類によって異なってくるので，矯正治療を開始する時には患者に十分な指導や注意をしておかないと，う蝕を作ってしまうことが多くなる．
②装置の周りにも歯垢が付き脱落の原因になる．
③歯肉に炎症が起き，患者によっては何度も通院を余儀なくされることがある．

対策
①歯ブラシ指導をこまめに行う．
②咬み合わせ対策にフッ素を塗布する．
③矯正中にう蝕を作ったことで，こちらが訴えられる時代になったことを認識すること．
④装置が装着されたらすぐにブラッシング指導をすること．
⑤できるだけ，ブラッシングの方法を図説したプリントを渡し，カルテに記載しておくと良い．
⑥10歳以下の小児に関しては，必ず保護者にも指導を行い，お手伝いをお願いする．
⑦叢生の強い小児，嘔吐の激しい小児は特に注意し，予防処置をしてほしい．

b．痛くてあまり噛まない（痛くてあまり噛まないことにより，歯が汚れてう蝕になりやすい）
①歯が動き出すと小児によっては，咬合圧をかけることで痛くなり，場合によっては食べなくなる．

②歯の汚れが多いほうが噛まない側なので，汚れているところを実際に見せて，注意を促すこと．
③そんな場合には，一時離乳食状のものを与えてもらうこと．
④痛みが取れるまで，反対側を使ってもらう．
⑤歯に何かが少しだけ触れただけでも痛がる子供もいるので，鎮痛剤を渡しておかないと歯ブラシもしなくなる．

c．口呼吸（口呼吸が原因で口腔内が乾燥し，唾液も少なくなり不潔になりやすく，う蝕ができやすい環境を作ってしまう）
①蓄膿，アレルギー性鼻炎などの鼻疾患がある場合．
②指しゃぶりなどの習癖による開口唇．
③姿勢の悪さによる開口唇．
④喘息などの喉の病気による開口唇．

原因
　片噛みや寝方，鼻疾患による口呼吸などの異常習癖によるものが原因でのトラブル．

トラブルの内容
①矯正期間が長くなる．
②装置除去後の後戻りが多く見られる．

対策
①姿勢，食習慣，習癖などの日常生活習慣のチェックをして，不正の原因を調べる．
②鼻，喉，耳などの病気のチェックをして，口呼吸の原因を調べる．
③口輪筋，咀嚼筋の力を調べる．
④これらを総合的に判断し，どの原因が一番深く障害に関わっているかを見極めてから，原因の除去を行う．

3．装置関係のトラブル（トラブルを回避するために行う急患に対する処置と説明について）

　毎日の診療において，十分に説明を行い患者を大切にしている歯科医師でも，急患の電話がかかると自分のほうで何かミスを犯したのではないかと，つい考えてしまう．

　電話の話だけでは，内容はわかるが何が原因で起きたことなのかわからないので，できるだけ時間外でも診るようにしている．

　以前は，多くの時間外や休日の急患もいたが，その原因を見つけ，ていねいに何度も納得するまで説明を続け，その患者に合わせた応対を繰り返した結果，現在ではほとんど時間外での急患の電話はかからなくなった．矯正治療には以下のような「歯の痛み」や「装置の食い込み」「圧迫」「違和感」「脱落」はつきものである．
①装置が正常に作動すればするほど，歯が痛くなることもある．
②口がつねに開いていて，口呼吸をしている患者は唾液が少なく，装置を付ることによりさらに口内炎や歯肉炎を起こしやすい．

第3章

③また口腔内が乾燥し，口腔清掃状態が悪くなればなるほど，ブラケット脱落やう蝕を引き起こす．
④寝相が悪ければ悪いほど，装置が頬粘膜に食い込み圧痕や傷をつける．
⑤矯正中に乳歯が抜けたり，永久歯が萌出したりしてくると，ワイヤーのゆがみ，変形，破損を引き起こしやすい．

　矯正治療中の急患で来院する患者のほとんどは，自分には非がなく一方的にこちらの治療の仕方が悪いため，または不注意のために起こったとして来院してくるので，患者に対しては，患者の気持ちを落ち着かせるような態度が必要である．このような事態になったことについての正当な理由があり，その理由を患者にわかるように話すことができれば，通常はトラブルは起きないだろう．それには，原因をすぐに見つける確かな目が必要になる．そうすることにより，患者側にも原因があったことを理解してくれると考えている．

　そして一番大事なことは，話を聞く耳を持つことと，患者の訴えを十分聞いたうえで，患者側に立って，目線を合わせたやさしくわかりやすい言葉を使った説明をすることが重要であろう．患者はどんなことでも，医院側が悪いというように感じていることが多いので，話し方次第で感情を逆なですることがある．自分のミスではない場合には，特に笑顔で応対し，こうなった原因を説明する時には，「早くこのようなことが起きないようになれば良いですね」というような気持ちで話すようにしている．

a．装置の跡が頬粘膜について痛い

　口の小さい小児や寝相の悪い小児は，特に矯正装置が装着されるとすぐに訴えてくることが多い．しかし，最初にその原因を見つけ十分に時間を取って話をすると，ほとんどの患者は納得し，その後は，「これはしょうがないことで装置が効いてきて歯並びが少し治ってくれば，痛みは自然に取れてくる」と思い，何も言わなくなることが多い．

　粘膜に装置が強く当たり痛がっている理由にもいろいろあるので，その原因を見つけ出し，確認をしてから話をするとトラブルになりにくい．

①睡眠態癖が原因となっていると思われる場合
・横向きやうつぶせ寝が原因の場合が多いので，これをしないように寝方を注意する．
・とりあえずの応急処置として，強く装置が当たる部分には，綿をはさんでもらう．
・綿を入れてみたがだめだったという患者には，ホワイトユーティリティーワックスを渡すようにしている．

②ループやフックのなどのワイヤーに付けた付属品が歯肉や舌に当たっている場合
・口が小さいことや歯並びが非常に悪くでこぼこが大きいこと，また寝相が悪く下になっている側が強く当たっている場合には，患者のほうでも説明に対し納得しやすい．
・舌で触る場合があるので注意．
・元に戻す条件で，歯が少し動いて当たらなくなるまで少し内側に曲げておくと安心する．

③拡大の量が大きいためワイヤーのふくらみが頬粘膜に強く当たる

- ワイヤー調整時に，拡大の量が大きすぎたり，犬歯間距離が大きすぎたりすると，装着後ワイヤーがふくらみ，頬粘膜に強く当たり，時には傷をつけることもある．
- ワイヤーの圧痕が深かったり，傷がついている時の説明には，特に注意を払う．
- 頬粘膜に傷がつく場合には，ほとんどがどちらかにワイヤーが偏っているので，片噛みや横になって寝ていないかを確かめてから，それに合うように理由をつけていくとトラブルは起きにくい．
- ワイヤーの拡大量を少なくするように調整する．

④乳臼歯や小臼歯と，ワイヤーを結紮できない場合には，頬粘膜にワイヤーが強く当たり痛くなる
- 食べ物の性状や片側で噛む習性などでも，ワイヤーが食圧により上下的にゆさぶられチューブから抜けてきたり，曲がったりしやすくなる．
- バンパースリーブでワイヤーを保護する．
- ワイヤーのエンドをロックする．
- ワイヤーとチューブのフックをリガチャーする．

⑤チューブのエンドが鋭利になっている
- 食習慣に問題があり，ワイヤーの中心がずれていてどちらか片方からエンドが出ている場合にも同じことをいう場合がある．
- 左右のずれを直す．
- チューブのエンドを丸める．

b．ワイヤーが肉に刺さっていて痛い

①チューブからワイヤーがはずれている場合があるが，本当のことはわからないのに，入れ忘れていましたということでは，トラブルの原因を作ってしまう．チューブからワイヤーが抜ける原因を患者に合わせて説明をすると納得してくれることが多い．

②エンドが出ていることに対しては，ワイヤーをすぐカットするのではなく，左右どちらかにずれていないかを確かめたうえで，「小児は食べ方でもワイヤーがずれてしまうことがよくある」という話をすると丸く収まる．

③リガチャーで結紮後のエンドが刺さる場合にも食べ方の話をすると良い．そして再結紮，エンドを丸める，レジンで覆うというような処置を症例に合わせて行うと良い．

c．歯が痛くて食べられない，という訴えがあった場合には慎重に原因を探り，納得のいく説明を時間をかけて行うようにすること

こちらが起こしたミスのように取られやすいからである．何度も同じことを繰り返さないように注意をしないと，小さな不満がいつの間にか大きな不満になって，患者との関係がいつの間にか修復不可能な状態までに陥る可能性がある．

①毎回診療のたびに「歯科医院ではう蝕を作らないため対策を十分にしてくれていなかった」との抗議を受けることのないように注意をする．信用問題にかかわるトラブルの大きな原因を作ってしまう結果になることが多い．

②矯正力がかかって痛がっていたり，装置の付いている歯がぐらぐらしていて痛がっていたりしている場合には，矯正力が確実に歯に伝わっているという説明や，矯正の期間が少しでも短くなるように少し力を強くしたという説明のほうが，患者のためを思って行ったと思われトラブルを起こしにくい．
③外傷で歯をぶつけていることもあるので問診も必要である．

d. 頭が痛くて勉強ができない

この訴えにも慎重に対処しなければ大きなトラブルになる．特に試験や受験を控えているような患者には，あなたの気持ちは十分に理解できるということを前面に出し，適切に対応したほうが良い．処置に関しては，大きくマイナスの方向へ調整をし，相手の手をできるだけ煩わせないような処置を考え，少し多めの投薬を心がける．
①投薬は多めに与えておく．
②一時ワイヤーのサイズを小さくする．
③結紮をゆるめる．
④患部の歯根相当部を指でマッサージする．
⑤少し熱めのお湯を口に含むことを数回繰り返す．
⑥一時装置を除去する．
⑦試験など何もない場合や大げさな患者には，装置を付けるとまた痛くなることをていねいに説明し，話し合いの結果了解させ我慢してもらう場合もある．

e. ワイヤーが切れた

①ワイヤーを屈曲する時に傷をつけたと思われた時でも，歯が咀嚼時にワイヤーに当たることで破損することや，また食べ方が偏っていたりする場合でも，まれに破損することがあるという説明のほうがトラブルを起こしにくい．
②患者がいじって破損したと思われる場合にも，最初から疑って話をしては，絶対に良いことはない．

f. すぐワイヤーがはずれるという訴え

このような訴えで来院してきた患者には，少し歯が良い位置へ動くまでの間，ワイヤーがすぐはずれてしまい，その結果，急患で来ることがあっても仕方がない．しかし，最初からこちらのやり方が悪かったのではないかと疑ってかかっている患者には，通用しないことが多い．矯正があまり進んでいない早い時期にはずれる場合には，「ワイヤーのとめ方を変えてみました」という話し方だけでも納得してくれるが，何度もはずれる場合には「食べ方の癖があるかもしれませんが少しずつ治っていくとそのようなことはなくなります」というような説明をするようにしている．

原因はいろいろ考えられるので，原因にあわせて次のような急患の処置を行うと良い．
①ワイヤーのエンドをロックする．

②ストッパーを付けることでワイヤーの左右のズレを予防するとチューブから抜けなくなる．
③チューブの手前にストッパーとしてΩループを作製し，その部分とリガチャーする．

g．ブラケットがすぐ取れる

　この原因はいろいろ考えられるが，いずれの場合にも問診をして，その原因がわかるようであれば部位と一緒に記載しておく．何度もブラケットの脱落があると，同じ部位ではないにもかかわらず，そのうち抗議に変わって大きなトラブルになる．考えられる原因は次のとおりだがそれぞれに合わせての説明が必要になる．
①術者の付け方が悪い場合もあるが，むしろ接着してすぐに強くワイヤーを止めることで，脱落することが多い．
②歯の質が悪く，なかなか接着がうまくいかないために起こることもあるので，そのような時は少しだけ歯面の形態修正をすることでブラケットの収まりが良くなる．
③過蓋咬合や永久歯が十分萌出していない時など対合歯にぶつかって脱落することが多い．強くぶつかると思われる時には，そちら側での咀嚼をしないように注意させることも必要である．
④患者が取ることもあるので，患者の性格も考え，ストレスが原因になっているのではとの観察も必要である．

h．けが原因でのトラブル

トラブルの内容
①ブラケットやチューブが頬粘膜や歯肉を圧迫し食い込む．
②ワイヤーが折れて歯肉や粘膜に刺さる．
③ワイヤーのエンドが出て歯肉や粘膜に刺さる．
④リガチャーで結紮した後のエンドが緩んで歯肉や粘膜や舌に刺さる．

対策
①装置を装着後，必ずミラーを使い臼歯部，チューブの後ろを見る癖をつける．
②ワイヤーを止めた後，自分の指を使いブラケット上をなぞってみると，強く当たるところや，粘膜を刺激するところがわかる．
③装着後に患者の口や唇を上下左右に動かして引っかかりを判断する．
④口唇を閉鎖し，口唇や頬の上から軽く押すように触れて確かめる．

4．途中ではずしたいと言う

　この理由にもいろいろあり，年齢によっての違いはかなりあるが，小児患者においては，「はずしたい」ということを訴えるまでには，かなり以前から悩んでいて誰にも相談できないでいる場合も多くみられる．「患者の気持ちを良く理解したい」というこちらの気持ちをわかってもらい，時間をかけて話を聞く必要がある．
　「今悩んでいることには理由があって，矯正治療がこれぐらい進むと君の悩みは消えてなくなるよ」ということをうまく説明できれば，ほとんどの患者はまた続けようという気持ちになり，

トラブルにはならなくなる．

a．痛くてはずしたい
「絶えず痛みがあるわけではなく，装置に慣れるまで歯が締め付けられるような痛みがあり，調整後はいつも力が強くなっているので圧迫される痛みがある」など理由がまちまちなので，それぞれの理由にあった説明や対処の仕方を工夫すると，「先生はわかってくれているんだな」というような感情を相手に与えることができ，いつの間にか痛みに慣れて忘れてしまうことが多い．また，何もしないのではなく患者には鎮痛剤を持たせ，もしまた痛くなるようなら飲むように指示をすると患者は安心する．

b．いじめにあう
おとなしくあまりしゃべらない患者には，いつも注意をしながら話しかけるようにしているが，明るくよくしゃべる患者でもいじめにあっていることがあり，つい見過ごしてしまう．

家庭訪問や授業参観の時などには，必ず学校の先生に矯正装置をしていることで何か悪い変化が起きていないかなど，話をしてもらうことを勧めたい．礼儀正しく約束は守るように見える患者が，「学校に付けていくゴムをしていない」「装置をはめていない」というようなことが起きていたら，いじめのことも考えて保護者と話し合いを持つようにする．

c．見た目が悪い
年齢が高くなるほど，「見た目が悪い」という理由で装置を嫌がり我慢ができず，途中ではずしたがる．途中で装置をはずすとどんな悪いことがあるか，患者に合わせて話をすることにしている．

開始前に一番気になっていたところを指摘し，ここまできれいになったけど，はずすと2～3ヵ月後には悪かったところから元に戻っていくことを，模型を使い患者には鏡を持って自分の顔を見てもらい，比較してもらうと効果がある．どうしてもだめな患者には保護者と話をしてセラミックの使用も考えること．早く治すことが一番の方法だということを強調したほうが良い．

d．うまく話せない
舌癖がある患者に多いので，筋機能訓練で解決するほとんどの患者は普段の姿勢を直し，唇の閉鎖を心がけるとだんだん良くなってくる．

e．うまく食べられない
軟らかい食べ物，繊維の少ないもの，水分の多いものから食べる練習をすると良い．

f．学年が変わる
ほとんどの患者は，学年が変わる時にはずしたがる．矯正の計画を立てる時に，矯正の途中で学年が変わることになることを，保護者と患者に話して了解を取っておいたほうがトラブルにな

らない．それでも嫌がった場合には，はずしても良いかどうか調べてみて結果を出すことを承諾させる．

模型や写真で見るとまだ悪いところが残っている場合には，患者にもわかるように指し示すことができるので，分析後保護者と一緒に来院してもらい話し合いをする．

g．口臭がする

小児の口臭は，多くの場合，ブラシが隅々までいきわたらないためのものなので，上手になるまでは何回も指導を行う．

h．ストレスが溜まる

ほかのトラブルを起こす引き金になることもあるので，保護者とよく話し合い，一度はずして様子を見ることも必要である．

i．楽器がやりたい

歯でくわえる楽器は禁忌である．それ以外の楽器はほとんど大丈夫だが，できるだけ口唇に関係するものや，曲がった姿勢のまま行う楽器，顔の傾きがいつも同じ方向になるような楽器はなるべく避けるほうが良い．

j．頭が痛くなる，試験・受験勉強ができない

神経が張り詰めているので，できるだけ調整のために来院してもらうが，待たせないように気を使い，はずして口腔内を清掃し，調整をしない（力をかけない）でゆがみだけを取り，装着する．お口のマッサージになり気持ちがかえってリラックスする．

k．転勤・転校・卒業・就職

矯正が長引いてしまい，途中で患者の転機を迎える場合がある．今後続けられるかどうかの話し合いを持ち，最後までやりたいが地元から離れる場合には，引き続いて診ていただける歯科医師を探し，金銭的なトラブルを起こさないように，転勤・転校先の歯科医師と患者に迷惑がかからないように，連絡を取り合い，必ず今までの経過と金額に関しての決め事を記載した資料と一緒に患者を送るようにする．

今後続けられない患者に対しては保定の必要性を十分説明し，歯をそのまま止めておくことを勧める．

5．自分ができないのはすべて親のせいにする
原因

矯正を行うにあたり，患者本人の意志だけではなく，保護者の考えがかなり入っていることが原因でトラブルとなる．

トラブルの内容

①矯正治療が進むにつれて「私がやりたいと言ったわけでもないのに，こんなものをいつまで付けさせるのか」というような変化が見られ，すべて親のせいにし，患者の協力を得られず，治療も進まなくなり結局は治療期間が遅延し，十分に満足が得られないまま中断・終了・転勤・転校となることもある．

②矯正診査をした後の治療の説明をする段階になって，患者本人が一緒に話しを聞く時間が取れずに保護者のみで矯正開始を決定した場合には，後になって歯に付ける装置のことや矯正期間のことを聞いて子供が納得しなくなり，トラブルを起こすケースが多い．

対策

①矯正の相談に来院した時に，患者がどこまで気にしているかを本人に確認し，治療説明の参考にする．

②診査後の治療計画の説明に患者もできるだけ同席してもらう．

③同席がかなわない時には，治療計画を説明した用紙を持ち帰ってもらい，本人と家族で話し合いの後，承諾書に記入してもらうこと．

6. その他

　小児矯正は，歯科医師側で行う作業と，患者側に行ってもらう作業が合体することで，はじめて程度の高い矯正治療が成功する．保護者にはそのことを伝えて，患者がどこまでこちらの指導に応えてくれるかで，治り方が違うため，予定の作業が終わったところでもう一度診査をして，終わりにできるのか，次のステップに進む必要が出てきたのか，を判断する必要があることを文書で示しておいたほうがトラブルを起こしにくい．

原因

　矯正テクニック上の問題が原因でのトラブル．

トラブルの内容

①小児矯正では，開始した時は乳歯列だったが，いつの間にか前歯が生え変わり，最初に契約した不正と違う不正が出てきたり，最初の装置ではもう治らなくなっていることがある．いつまでも終わらないことに不満を訴える場合や，新しい装置の話をした時，あるいはこれからの治療の見直しや，料金設定の見直しを途中から行ったことが引き金となって，大きな問題に発展することが多い．

②混合歯列期に行う矯正は，永久歯の数を必ず確かめておかなければ，先天性欠損歯があった場合にはトラブルの原因になる．

③7番のコントロールをしないまま，矯正治療を終了させた場合には，7番の萌出とともに歯列弓にゆがみを生じたり，正中線にずれを生じたり，顎関節症の症状が出てくることがよくあるので，定期的な管理が必要となる．

④8番の存在が後になって，後戻りの原因になることが多い．

⑤非抜歯の治療で始めたが途中で抜歯への変更を余儀なくされたので説明したが，納得してもらえずにトラブルとなる場合がある．

対策
①成長期の矯正には，1期治療と2期治療があることを十分説明し，納得していただいたうえで1期治療を開始する．
②矯正診査の段階で後続永久歯や過剰歯・8番の状態を必ずレントゲンを撮って確認する．
③どこを，どのように，何を使って，どれぐらいの期間をかけて（具体的な期間ではなく，乳歯が抜ける前にとか永久歯の前歯が4本生えるまでにとか，乳歯が全部生え変わるまでというように）治すかということを，最初の計画の中に盛り込んでおき，協力を得られない患者の場合にはお約束の期限がきているので，装置を変える必要が出てきたことを理由に，再診査を行い計画の変更をすると良い．

II．実際に筆者の診療室で起こった30年間の事例—われわれが治療上困ってしまうトラブル—

大小を問わず，いろいろなトラブルがあったが，できるだけ効果的な対処法を考え，患者との争い事を回避してきたつもりである．

事例1

上下顎前突で治療していたが，治療とともに原因となっている舌癖の除去や口唇閉鎖の習慣づけ，エラスティックの交換などの指導に対し，毎回実行しているかどうかの確認をしていくのだが，うそをさりげなくつくため，どこからがうそで本当にどれぐらい実行されていたのかわからなくなり，注意や指導も的確にできなくなり，治療が長引いてしまった．結局，開咬が残り中断してしまった．

本来なら治療が終了しないということで抗議を受けても当たり前のケースかもしれないが，保護者と何度も話し合い，本人にもどうしてこんなに治療が長くなっているか，そして約束をできるだけ守ってくれないと，治らなくても途中で矯正装置をはずすことになり，以前より悪くなることもあるという話を何度もしたことが，中断してもトラブルを引き起こさなかったのだろう．

筆者が採った対処法（確認書の作成）

矯正治療の成功の1つに，こちらの行う指導内容をどれくらい実行させられるかということが挙げられる．小児の場合，大人と違い，本人がこの約束を守ることが大変難しくなる．特に習癖や姿勢の悪さが目立つ患者には，矯正治療を開始する前に，本人の協力を得られない場合には，①矯正が長引くこと，②治っても後戻りをすること，③十分に治せないことを，保護者との話し合いのもとに文書（図3-2）を交わし，お互いに確認し合う．このことがトラブルから自分自身を守ることになるので面倒がらずに作成し実行することである．

事例2

両親の仕事が忙しく，子供をおいてすぐいなくなるため，保護者にいろいろ注意してもらいたいことや，連絡事項も伝わらない．両親それぞれが自営の仕事を持っているので，忙しくなると保護者は引率しなくなり，患者も突然来院しなくなる．親は無関心で放任主義．

第3章

矯正治療確認書

1. 患者さんの協力状態や歯の動きにより治療期間が延長したり，治療途中で治療方針を変更することがあります．
2. 矯正装置をはずした後，保定装置をきちんと入れていないと歯並びは戻り，もう一度矯正装置を入れることがあります．
3. 治療前の不正咬合の状態により保定装置を入れている期間が違います．
4. 舌小帯に異常が見られ，舌の動きを制限し咬み合わせに悪い影響を与えている場合は，舌の動きを正常に回復させるために舌小帯を切除することが必要になります．
5. 日常生活習慣（姿勢，食べ方，習癖など）や鼻呼吸ができない鼻の病気やのどの病気が，咬み合わせに悪い影響を与えている場合は，家族で協力し合い，しっかりと改善する努力をしないと治療期間が延長するばかりか，一度治ってもまた悪くなることがあります．
6. 普段から口呼吸をしていると，むし歯や歯肉炎になることがあります．
7. 歯並びや咬み合せを治すのに障害となるものの中に楽器があります．楽器の種類によっては矯正治療の妨げになりますので，現在やられている方は矯正治療開始とともに中止していただくことになります．またこれから楽器を始める予定のある方は必ず申し出てください．
8. 第2段階目の矯正治療が必要な場合には再診査・診断を行い，治療費の再契約をいたします．
9. 転勤，遠方への転居等で転院される場合は，治療残余期間で精算いたします．
10. 矯正治療は，高校3年生まで医療費控除の対象になります．成人の矯正治療は美容整形を目的にした場合は医療費控除の対象にはなりません．しかし，顎関節症の治療のために，咬み合わせを矯正治療により直す場合には，歯科医師の証明書を添付すれば医療費控除の対象になります．

矯正治療中には，次のような事が起きることがあります．ご注意・ご了承ください．
1. 歯磨きが悪い場合には，むし歯や歯肉炎になる事があります．
2. 矯正装置を装着したときは，数日間歯が浮いたような痛みがあり，とくにでこぼこの強い人や口の小さい人は装置に慣れるまでに口内炎ができる事があります．
3. 約束どおりに通院しないと，矯正治療がスムーズに進行せず，治療期間が延長します．
4. 治療中に舌癖が出現した場合には，舌のトレーニングや習癖除去装置の使用が必要になります．また治療期間も延長する事があります．
5. 装置を指で何度もいじったりするとワイヤーの装置の一部が壊れます．また，いじったり他の強い力が何度も加わると歯の根の先が短くなる事があります．
6. 成長発育によるオトガイの突出（とくに下顎前突）は矯正装置では治せません．外科手術が必要になる事があります．
7. 矯正治療中，顎の関節が痛くなる，音がする，口があけにくくなる，というような症状が出た場合には，すぐにお知らせください．その場合には，顎関節症の治療をする事があります．
8. 18歳頃になると，前から8番目の親知らずが生えてきて歯並びに悪い影響を与えたり，顎関節症の原因となる事があります．その場合の処置として抜歯しなければならない事があります．

平成　　　年　　　月　　　日　了承いたしました．同じものを複写して保管してあります．
　　　　　　　　　　　　　　　　　　　　　　　氏名　　　　　　　　　　　　　　㊞

図3-2

　患者にお金は十分かけており，その不自由はさせていないがう蝕や歯肉炎が多く，装置を何度もはずしては治療を繰り返すので，矯正治療が長引き，患者自身も嫌気がさしてくる．装置の破損などのトラブルが多いのだが，本人が不便を感じなければそのままにしていることが多く，その間後戻りを起こしてなかなか先へ進めなかった．
　一度ワイヤーをはずし保定装置にしたが，扱いが乱暴で入れていないことが多く，舌で遊ぶことも多いため，すぐに後戻りをしていたが，なかなか来院しないのと，合わない保定装置を何の

違和感もなく本人が装着していたため，再度矯正治療を開始した．

その後1年足らずで来院しなくなり連絡しても忙しいことを理由に来院していない．

筆者が採った対処法

親が一緒に来院できるようになるまで，また本人がやる気になるまで待つ．年齢も高く，患者本人がいろいろなことに対しての決定権を持っている場合にはそれでも良いが，親が矯正料金を支払い，親が治したいと思っているだけでは小児の矯正治療は成功しない．矯正治療の相談時には，誰が治したいと思っているかを確認するために，直接本人と話をして確かめると良い．親があまりにもこちらに任せすぎる場合や口腔清掃が悪すぎる場合，あまりにも予約を守らない場合には，金銭的なトラブルを起こさないように注意して，話し合いのもとに，装置をはずす決断も必要である．

事例3

成長期の患者はいろいろ習い事が多く，予約の取り方が非常に難しく，治療が長引く場合が多い．また発表会などが近づくにつれて，曜日以外にも治療時間（「4時から6時までの2時間しか空いていません」ということに対しそのつもりで対応すると，遅刻したうえに6時からレッスンが始まるので30分前には診療室を出たいと後から付け加えて言うことが多いので注意）まで指定してくるために十分な治療ができず，長引いてしまった．

筆者が採った対処法

習い事の数を減らすか，重複しないように1ヵ月に1回休みを取るように指導した．習い事や部活の中には，矯正治療の進行を妨げる原因になっているものもあるので，確認をすること．もし歯並びを治すことの妨げになるような習い事であれば，矯正治療が終わるまで中止できるものは，止めてもらう方向で話し合いを行う（特に口に含んだり，くわえたりする楽器，片側の腕を特に強く使うスポーツなど）．親，患者本人と話し合いを持つことで大きなトラブルにはならないので，できるだけ話し合いを持ちその結果をカルテに記載しておく．

事例4

順調に矯正治療は進行したが，途中から年齢的におしゃれをするようになり，見た目をかなり気にするようになった結果，「ゴムをしなくなる」「早くはずすように強制する」「保定は人前では絶対しない」「調整・観察に来院する時には，装着していたように振舞う」などの結果，だんだん後戻りしてしまい，そのうち来院しなくなる．

筆者が採った対処法

保護者とも話し合い，「ここまで治したら装置をはずそう」との目標を設定した．患者本人の意識の問題だが，望んでいることは早くきれいに治して装置をはずしたいということである．「親にも心配をかけたくないし」「先生にも一生懸命約束を守っているところを見てもらいたい」でも「友達と遊びたいし」というように全部をうまく幸せにしたいと本人は思っているが，現実はどこかを犠牲にしないと先へ進まない．

そこで，この患者には「君は矯正治療を結果的には犠牲にしているんだよ」ということを何度

第3章

か採取してある本人の模型や写真を使い，親も交えて話し合いをした．患者の人柄は大変良く，何とか希望をかなえてあげようと思い，「現在ではなく，以前に約束をきちんと守ってくれていた時のほうがこんなにきれいだった」ということを比較して見せて納得させ，後戻りが一番少なくなるところを示し，ここまで治したら，はずすことをこちらでも目標として決めたところ，その後は，トラブルもなく進行した．

事例5

何度も急患で来院し，装置が脱落したり，ワイヤーを破損したりとトラブルが続いたため，原因を探ってもらうためにしばらく母親に観察をお願いしたところ，先生や歯科衛生士のお姉さんに早く逢いたいために装置を壊していたことが判明した．

筆者が採った対処法

患者には診療日以外でも遊びに来ても良いことにした．小児患者にもいろいろいる．自分の気持ちを伝えるのが苦手な患者もたくさんいる．原因がわかれば，自然に解決方法が浮かんでくる．試してだめなら，また考えれば良い．もう1つ，この患者はだんだん歯並びが治ってくるのを見て，矯正が終わったら歯医者さんに来れなくなると思っていたらしい．そのことに対しても，しっかりとフォローをしておいた．

事例6

どんなに指導をしても口腔内は良好にならず，母親に何度も話をし，指導をしても無関心でついには先にお金を大目に振り込んできた．かかった分だけそこから差し引いていき，足りなくなったら連絡をしてまた振り込むということをやるようになった．

その結果，親とはほとんど話をしないまま，ワイヤーを除去する結果になった．う蝕はどうにか矯正中には作らないで済んだと思っていたが，ワイヤーを除去するとエナメル質の脱灰が意外に多いので驚いた．その後保定中の観察で期間をおいた時に口腔内の環境が悪くなり，歯肉炎およびう蝕のオンパレードとなった．

筆者が採った対処法

母親はとても感じが良く，子供も素直でおとなしく，つねに笑顔がたえない．しかし父親はそうとは限らないことが多く注意が必要である．こちらがどんなに説明し，良心的な診療をしても，最終的にう蝕を作り，患者の不満が残る治療で終了となれば，そこから大きなトラブルに転じる．それを危惧した筆者は，患者のカルテと毎回行う治療の経過とそのつど本人と家族の方に注意してもらいたい内容をまとめ，来院するたびに，どの程度実行されているのかを記した．

途中から母親はまったく来院しなくなったので，子供に託した「お願いの文書」も本当に保護者に伝わっているのかわからなかった．そのような理由から，時間外にはなったが，保護者の時間に合わせて十分な話し合いの時間をワイヤーの除去までに2回設け，お互いに納得のもとう蝕の治療を終えることができた．その後も通院してきたが，保定装置の調整や修理，後戻り，う蝕の再発や歯肉炎の治療など多くの苦労を伴い終了となった．患者がどの程度こちらの注意を守り，実行してくれているかを記しておくことは，わが身を救ってくれることにもなると思われる．

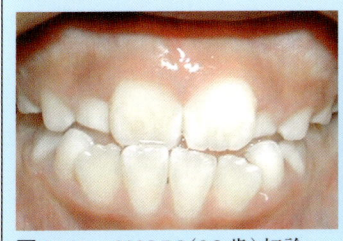

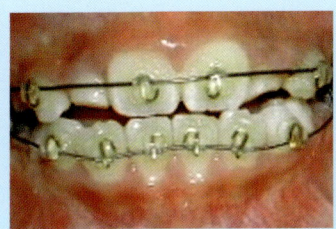

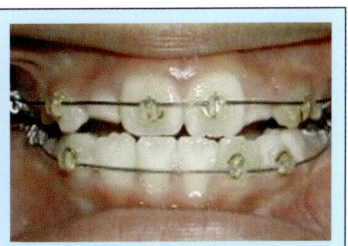

矯正治療時における小児のトラブルについて

図3-3a 2002.7.2(6.8歳)初診. 2002.7.31(6.9歳)矯正開始.　図3-3b 2002.8.30(7.11歳) C̄ロックピンがはずれていた.　図3-3c 2002.9.20(7.0歳) 2̄1̄|1̄ブラケット脱落.

- 2002. 9.28(7.0歳) 母親より電話あり，下顎の歯が引っ張られて痛いとのこと．院長より説明．
- 2002.10.18(7.0歳) 1̄|ブラケット脱落で来院．鍵盤ハーモニカを吹いていて取れた？
- 2002.11. 1(7.1歳) ワイヤー切れた？（右上Eのところでワイヤーが切れた．右上オメガが頬に当たって痛かったため，父が内側に曲げた．本人はワイヤー触っているとのこと）．
- 2002.11.15(7.1歳) 1̄|ブラケット脱落．─|E/E─バンド脱．上顎ワイヤー少し曲がっていたので直した．
- 2002.11.22(7.2歳) 上下顎オメガループ調整．1̄|1̄2̄ ブラケット脱落．
- 2002.12. 2(7.2歳) 1̄|ピン脱落．
- 2002.12.18(7.2歳) |1̄ブラケット脱落．
- 2002.12.27(7.3歳) |1̄1̄ブラケット脱落．
- 2003. 1.10(7.3歳) |1̄C̄ブラケット脱落．E|Eバンド脱．
- 2003. 1.20(7.4歳) 1̄|C̄ Br. 脱で来院
- 2003. 1.28(7.4歳) |6̄バンド脱落．|Eリガチャー脱していたので，とめた．
- 2003. 1.31(7.4歳) |6̄チューブが当たって痛いと本人．近心に付け直した．
- 2003. 2.12(7.4歳) |1̄ブラケット脱落．下顎のワイヤーが切れた．右上痛いということなのでWAXを渡した．
- 2003. 2.21(7.5歳) 2̄|1̄ブラケット脱落．|Ēバンド脱落．
- 2003. 3.18(7.5歳) 矯正が嫌で自分でワイヤーを引きちぎったと母親．本人に確認したところ，矯正をやるつもりはあるというので，今後も続けることとなった．
- 2003. 3.19(7.6歳) |6̄のチューブからワイヤーはずれて来院．
- 2003. 4.16(7.6歳) |Ēバイパス脱落のため，|6̄のチューブからワイヤー抜けた．

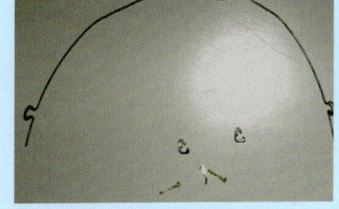

図3-3d

事例7

調整に来院するたびに，装置の脱落があり，親に聞いても理由はわからないというので，しばらくは様子を見ていたが，そのうちブラケットの脱落がやたら多くなり，ついにはワイヤーまで破損してきた（図3-3a～g）．

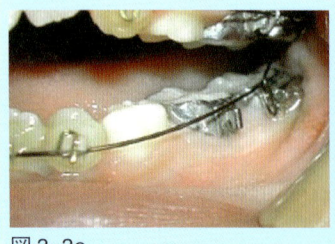

第 3 章

図 3-3e 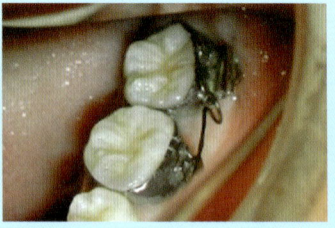　　　　　　　　　図 3-3f 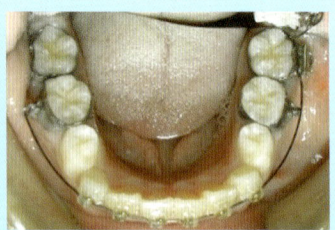　　　　　　　　　図 3-3g

  2003. 5. 9(7.7歳)　$\underline{1|}$ブラケット脱落．付け直し

  2003. 6.27(7.9歳)　$\frac{1|1}{|1}$ブラケット脱落．

  2003. 7.23(7.10歳)　$\frac{31|1}{|2}$ブラケット脱落．

  2003. 8.20(7.11歳)　$\overline{1|}$ブラケット脱落．

  2003. 8.22(7.11歳)　ロックピンの着け方間違っているので直してほしい？　正しくとめ直した．
　　　　　　　　　　　　自分で反対に入れたらしい．

  2003. 9.17(7.11歳)　$\frac{21|12}{|12}$ブラケット脱落．暇でやることがなく，自分でブラケットを取って
　　　　　　　　　　　　きた．院長より注意を受け，涙を流してもうしないと約束した．

  2003. 9.19(8.0歳)　上顎ワイヤーが痛い．ワイヤーを内側に丸め，当たらないように調整した．

  2003.10.10(8.1歳)　下顎のバンド，ブラケット，ワイヤーはずしてきた．最初，バンドがはずれ
　　　　　　　　　　　　て痛かったため，親にはずしてもらったと本人．院長より「すぐ終わるん
　　　　　　　　　　　　だからもうはずしてこないで」と話したところ本人「うん」とうなずいた．

  2003.10.10(8.1歳)　再来院．$\frac{2|}{2|1}$ブラケット脱落．$\overline{E|}$バイパス脱落．また自分ではずした．

  2003.10.11(8.1歳)　$E|$バイパス脱落．

  2003.10.15(8.1歳)　$\overline{6E|}$バンド脱落．$\underline{1|}$ブラケット脱落で来院．ワイヤー曲がっていたため調
　　　　　　　　　　　　整した．

  2003.11.27(8.2歳)　ワイヤー調整で来院の予定だったが，病気でキャンセル．この間，連絡を
　　　　　　　　　　　　取ったがまだ病気？とのこと

  2004. 4.27(8.7歳)　電話で連絡．母親が「本人の希望により矯正をやめました」と語る．装置
　　　　　　　　　　　　は他医院ではずした．残念ながら筆者への問い合わせはなかった．

　2002.7.2(6.8歳)：初診時．咬み合わせが気になるということで矯正診査をすることになった．2002.7.31(6.9歳)：上下顎 BEGG 法開始．2003.10.15(8.0歳)：ワイヤー調整で来院後，未来院．2004.4.27(8.7歳)：こちらから電話連絡したところ，母親が電話口に出て「本人の希望により矯正をやめました」とのこと．以後未来院となる．

筆者が採った対処法

　筆者の治療が進まないトラブルだったので，本当に患者と大きなもめ事にならないで良かったと思っている．何度説明しても最初は母親から「付け方が悪いのではないか」と信用されなかったので，患者本人に話を聞き出してから，母親を診療室に入れて，再度本人の口から，はずした理由を言わせるように誘導した．この時，怒った口調で言うと二度と言わなくなるので，注意が必要である．

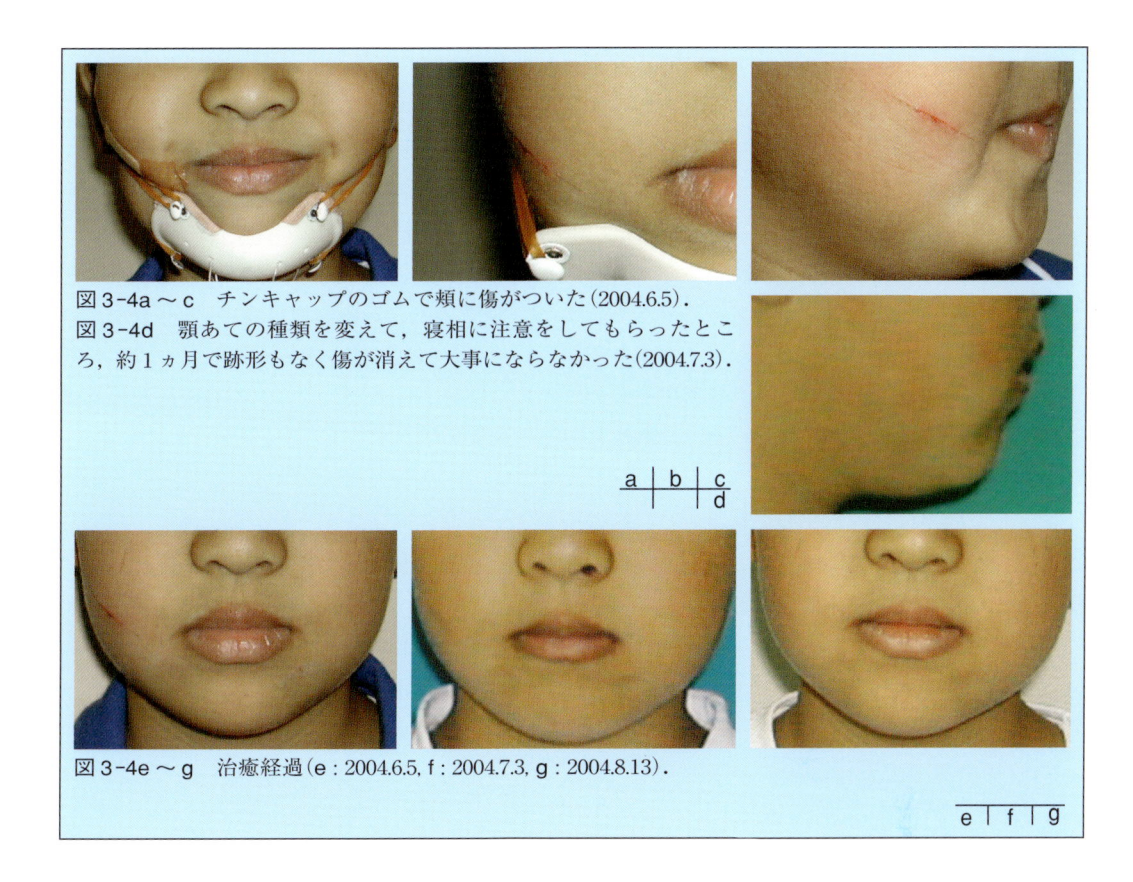

図3-4a～c　チンキャップのゴムで頬に傷がついた（2004.6.5）．
図3-4d　顎あての種類を変えて，寝相に注意をしてもらったところ，約1ヵ月で跡形もなく傷が消えて大事にならなかった（2004.7.3）．

a	b	c
		d

図3-4e～g　治癒経過（e：2004.6.5，f：2004.7.3，g：2004.8.13）．

| e | f | g |

事例8
チンキャップによる頭部の変形や，顔のけが．

筆者が採った対処法
　小児の矯正治療では，反対咬合の治療にチンキャップを使うことがしばしばある．チンキャップと言えども，大きなトラブルになる可能性を十分に含んでいる．母親も一緒に診療室に入ってもらい，傷ができた原因をみんなで考えた．原因は寝相やゴムをもって引っ張って遊んでいることが多いが，先にそれを決めつけないで話を進めていくと，「右を下にしての寝方はないか」と言う質問に対し，寝相がすごく悪くて顔の右側をつねに下にして，グルグル朝まで回って動くということがわかった（図3-4a～g）．

Ⅲ．患者との関係が修復できなくなるようなトラブル
1．説明に納得していない
　他医院からの紹介で，筆者の診療室で矯正を行った患者であるが，小児歯科治療ですでに前歯科医院に不満を抱いており，筆者のところに来てからそれを訴えていた．矯正を始めたが，母親は最初のうちこそ付き添っていたが，しばらくすると来なくなり，患者が調整で来院した日に合わせ，後で内容を尋ねる電話がかかるようになった．

第 3 章

　また経過後，今度は筆者の自宅に何回か電話がかかるようになってきた．最初は仕事でなかなか付き添えず，話を聞きたくても聞けないのかと思い，ていねいに応対していたのだが，毎回平然と当たり前のように電話をかけてくるので，「できるだけ時間を作っていただき，患者の口の中を見ながら説明をしたほうがよくわかると思いますので，そうしていただけますか」の一言から，だんだん話の内容が変わり，いつの間にか毎回クレームのようになってきた．

　何とか治療は終了したが，転勤するのでもう来られないということで保定装置を付けたまますぐ来なくなり，後日現在通院している歯科医師から，筆者のところの診療について，「費用が高いうえに，予約時間も自由にならず不親切で納得のいく説明をしてくれなかった」ということを患者が訴えていたことを聞いて，最初に筆者のところに紹介されて来た時に，前歯科医院の不満を訴えていた状況と同じではないかと，あ然としたのを覚えている．

筆者が採った対処法

　説明した内容は日時とともにカルテに詳細に記録する習慣を持つこと．どんなに誠意を尽くしても通じない人も一部にはいる．しかし，どんなことでも誠意を持って対処すれば必ず良い結果が出ると思っている．いつも習慣で，患者に話をした内容はできるだけ詳細に日時を入れてカルテに記載している．その結果，現在治療をしている歯科医師に筆者のカルテを見てもらい，本当のことを知ってもらうことができた．そのままにしていたら，いつの間にか知らないうちに，筆者の診療室の信用が落ちていたことと思う．

2．治療に納得していない

　「矯正終了後の顔が悪くなった」．こんな話はよく聞くことで，テクニックが悪く話もしっかりできていないことが原因と思っていた．自分の医院ではそんなことはないだろうと思っていたら，同じ事を経験してしまった．保定装置のまま地方の高校へ入学した患者を，入学先の先生にお願いして診ていただいていたのだが，下宿先の人（お母さんの実家）から，「矯正をしたら顔が悪くなった．昔はもっと可愛いかったのに」と言われ，筆者のところに抗議に来た．

　小児矯正の場合には非抜歯治療が多いので，舌癖や口腔周囲筋のバランスが悪いままに矯正治療を終了してしまうと，後戻りを起こすことが知られている．日常生活習慣の悪化や，口唇が閉鎖できなくなるような習癖などで，筋肉もまたバランスを崩してくることが多い．そのため，小児における矯正治療はあくまでも 1 期治療ということで，患者にはよく説明をして確認書を交換しておかないと，このようなトラブルが発生しやすい．

筆者が採った対処法

　矯正前後の資料を必ず採る，確認書に必ず署名してもらうことが重要である．この患者の場合は，早速，矯正前後の顔貌をパソコンから写真に打ち出して，変化がわかるように並べて見たところ，良くなっていたので安心したが，母親まで何日か前に帰ってきた時にじっくり見たが，確かにおかしくなっているというので，カルテをじっくり読んでみたところ，いろいろな習癖や姿勢を注意していかないと口元がおかしくなるので夏休みに帰ってきた時に必ず見せに来るようにとの一言が書いてあった．

　母親とは，話し合いするための時間を設け，取り交わした確認書や治療前後の顔貌を比較した

写真を見せた結果，十分に納得してもらい大事に至らなかった．

3. 金銭関係が原因でのトラブル

　金銭が絡んでの話し合いには，こちらに何ら悪いところがなくとも，誠意ある対応，誠意ある診療を忘れてはならない．金銭のトラブルは筆者の経験上，多かれ少なかれ必ず患者と歯科医師の関係に問題を起こし，やがて大きな亀裂を生じてしまう．トラブルが起きる前に，わかりやすい料金設定をしておくこと，そして矯正治療で引き起こされるトラブルをある程度予想して，それについての注意する事柄を列挙し，矯正治療の確認書を作成しておくべきである．

a. 原因①（矯正診査に関してのトラブル）
トラブルの内容
　矯正の相談に来院した患者に対し，いろいろ説明した結果，その日の診査を希望されたので，用意していなかった診査費用は後日いただくように話をし，母親も納得しお互いの了解のもとに診査を行った．後日話を聴いた父親が，自分の許可なしに診査を行ったことに立腹し，支払いを承諾しないために突然キャンセルとなった．父親にいくら話をしても納得せず，かかった経費のみの費用請求にも応じなかった．この出来事以来，この患者は当歯科医院には姿を見せていない．
対策
①矯正の診査は相談に来たその日に診査は行わない．一度自宅に戻り家族で話し合った後にすること．
②もし父親との間で上記のようなことが起きても，受付に話を任せないで，必ず歯科医師が応対に出ること．受付の対応ではその場で裁断を下せないので，規定の支払いを請求するだけの話になり，相手はさらに憤慨してくることがある．

b. 原因②（後戻りに関してのトラブル）
トラブルの内容
　1期治療（成長期の小児の矯正治療）を終了した患者が，途中までは定期的に来院していたが，その後未来院となり，2期治療（7番の永久歯の萌出後の矯正治療）に相当する時期に以前に治したところの不正を発見して来院した．次の矯正診査の段階の年齢になっているために，診査の説明をしたところ，以前に矯正治療確認書（矯正治療に際しての注意事項をまとめた用紙・図3-2参照）を渡し，お互いに確認したにもかかわらず，以前にやったところが悪くなったということで，最初の矯正時に支払った費用の中での処理を要求してきた．話をするためにあらためて時間を取り，確認書も以前矯正の説明時に渡したそのほかの書類と一緒に持参していただくように話をしたが，当日は以前に話を聞いていない父親が一緒に来たために，話が長くなったのを覚えている．
　実際に話す段階になった時に，「書類はなくした」とのことで，当院で保管してあるコピーを見ながら，後戻りの話と1期治療2期治療の話をしたが，納得してもらえなかった．結局，筋道を立てて説明させてもらい，その趣旨に沿って「後戻りをした箇所は管理が途中でできなくなり，新しい歯が出てきて起こったことなので，新たに費用をいただいて診査をするようになる」こと

を納得してもらい，話を終わりにさせた．しかし実際には何も納得していなかったのであろう．大変憤慨した父親が，後になって筆者を訴えるという話を伝え聞いたが，現在もそのままになっており，患者はそれ以降来院していない．

なお，途中未来院ではなく，筆者のほうで定期的に口腔内を観察し，咬合を管理していったにもかかわらず，再診査の時期を間違えたり，患者に次の段階に進んだほうが良いというアナウンスをしないで後戻りをさせてしまった場合には，患者の言うとおりにその責任を取るべきと考えている．

対策
① お互いのために矯正治療の確認書を作成すること（図3-2参照）．
② 料金体系をわかりやすくすること．
③ 時間を取って再度話しをする時は，以前話した人と同じ人に来ていただくこと．
④ ほかの人が付いてくる時には誰と一緒に来院するかを確認しておくこと（時間が長くなり話し合いが途中になってしまうことで，なかなか最終的な話までうまくまとまらなくなることが多い）．
⑤ 十分な説明は必要だが，こちらに何ら落ち度のない場合には，原則的には歯科医院のシステムや料金表をもとに話を進めること．
⑥ 相手の言うとおりに進めるとなると，後戻りを治すために今度は7番を含めた新たな矯正に必ずなり，当然治療の進め方も料金体系も違ってくるので，1期治療で行う成長期の小児の矯正と2期治療で行う大人の矯正範囲とを分けて説明しておかなければならない．

c．原因③（転勤先へ紹介する時のトラブル）
トラブルの内容
矯正の途中で転勤となり，転勤先での歯科医師を紹介したが，この歯科医師が，患者にあまり説明もしないで，口の中を見ただけで，「このやり方は古いから装置を変える」と言われ，この患者が，「今まで信頼して矯正治療を進めてきた先生が，どうしてこんな先生を紹介したのか」と憤慨して筆者のところに抗議して来た．

「紹介先の歯科医師に支払ったお金を返してほしい，そして遠くてもかまわないから，説明をよくしてくれるほかの歯科医師さんを紹介してほしい」といわれた時には，治療費の一部を返金しすでに支払済みだったこと，また資料のすべてを患者に持たせたので（現在治療中の歯科医院から），戻してもらうわけにもいかずに困ってしまった．結局，患者と紹介先の歯科医師の間で話し合いをしてもらい，現在では，少し離れた違う歯科医院に通院している．

対策
① 矯正診査の分析をしっかり行い，どこに問題があったかをよく調べること．
② 時間をかけて患者に話をして，契約をわかりやすい文書で作成する．
③ 患者が歯科医師を信頼して，任せられるように自らも努力すること．
④ 紹介先の歯科医師と患者とのトラブルは，できるだけ転院先で解決してもらう．
⑤ 紹介先の歯科医師と第2のトラブルを起こさないように，お互いに顔を合わせ，現在の状態を見てもらってから連絡を取り合い，また患者にも確認してから，資料を送り矯正途中の料金に

対しての話し合いのもとに決めさせてもらう．
⑥転院した先との料金の隔たりが大きい場合には，あらかじめ患者に話をして，了承を取ってから残りの支払い方法や追加金額の決定をする．

まとめ

　小児矯正のトラブルをまとめるにあたり，開業以来，筆者の診療室に起こった出来事を何度も何度も繰り返し，思い起こしてみた．嫌なことや今まで忘れてしまっていたことが，次々に浮かんできて，本当に長い間自分自身もトラブルを起こさないように，また起こしてしまったことに反省し，悩んでいたんだということを知った．しかし，これほど長く続けられたという事実は，矯正終了後も長い間筆者の診療室に通ってくれた，患者のすばらしい笑顔ではないかと思っている．そして，その患者たちが現在は母親となって，小さな子供を連れて通いなれた筆者の診療室に1人，2人と戻ってきてくれている．

　「トラブルの原因は」と考えた時にふっと浮かんだことは，最初から正確に患者の問題点を把握していなかったことが原因ではないのかということである．だから話を聞くほうも，どこをどのように治すのかよく飲み込めていないために，ちょっとした話のすれ違いをきっかけに，いつも言えなかったことが一度に爆発し，大きなトラブルへと変化してしまうのではないかと思われる．

　自分に患者が訴えていることに対する見る目が養われていなかったこと，そのためには普段から患者とよく話をすること，そして悪い変化をいち早く見抜いて問題を解決しておけば，トラブルなど起きないと今では思っている．

　要するに患者とのコミュニケーションを大切にし，適切な時期に資料採りを行い，十分な分析に基づいて，「どこに問題があり」「何を使って」「どこを治すか」などの適切なアドバイスをすることが，患者にとってもわれわれ歯科医師にとってもトラブルにならない最良の方法である．そして矯正を開始する時には，わかりやすい料金設定と矯正治療確認書の作成をするように心がけると，さらに大きなトラブルにはならないと思うのである．トラブルを起こしそうになった時，運悪くトラブルになった時，もう一度次のことを考えてみてほしい．

①トラブルの原因は何か．
②苦情なのか．
③心配のあまり説明を求めているのか．
④誰に対して回答を求めているのか．
⑤急を要することか．
⑥時間をかけて解決できるのか．
⑦つねに勉強という態度で臨んでいるか．

　筆者は，このようなことをつねに考えながら，その時々に対処を誤らないように，毎日の診療に携わっている．

第4章

矯正治療におけるトラブル回避のための戦略的思考とは何か
―トラブルの本質からみた傾向と対策のための創造的戦略と戦術―

はじめに

　「矯正治療で大切なものは何か」．さまざまな意見があると思う．しかし，どんなに素晴らしいことを言ったところで，患者との良好な関係，特にトラブルを起こさないという前提のもとに成り立つ議論である．トラブルのような「失点」によるダメージには，われわれの想像以上のものがある．中でもほかの歯科治療よりも長期にわたることが多い矯正治療のトラブルを回避するためには，患者との関係のみならず，スタッフ（衛生士，助手などのほかに勤務医も含む）との関係についても，"WIN-WIN"，「ともに勝つ（得をする）」という状態を維持することが必要になってくる[1,2]．

　矯正治療におけるトラブル発生の直接的な原因の主なものには，①料金，②治療，③コミュニケーションの3つが考えられ，多くの場合，これらの組み合わせにより起こる．しかし，矯正治療を多面的，客観的および逆説的に考察していくと，これらの直接的な原因は，あくまでもトラブルへの「引き金」そのものに過ぎず，真の原因は別のところにあることがわかる．この引き金は，患者とドクターとの価値観の温度差，患者のニーズ（要求）・ウォンツ（欲求）を無視したドクターの挙動や患者への迎合などにより，ある日突然，患者によって引かれる．「トラブルは突然やってくる」ようにみえる．それはドクターにはわからない．しかし，その裏では，真の原因が長期にわたってくすぶり続けているのである．

　では，いくつかのトラブルの実例を紹介しながら，「矯正治療におけるトラブルはなぜどこから起こるのか」「その本質とは何か」そして，それらにより導き出されるトラブル回避のための「創造的戦略と戦術」について考えていきたい．

I．総論―トラブルとそれにまつわる諸々のこと，歯科医療と歯科医療機関の構造―

　ビジネスはどんなビジネスであっても，その目的は「顧客の問題を解決すること」にある．もちろん，歯科医療の目的も例外ではなく，「患者の抱えている問題を解決すること」と定義される．この「問題」が何らかの形で解決されない時にトラブルが生じる．そして，問題が解決され

第 4 章

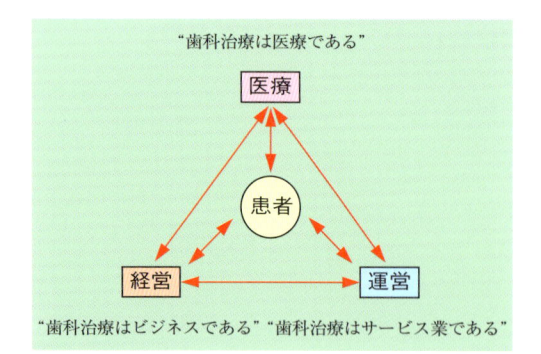

図 4-1 歯科医療構造上の 3 つの柱.

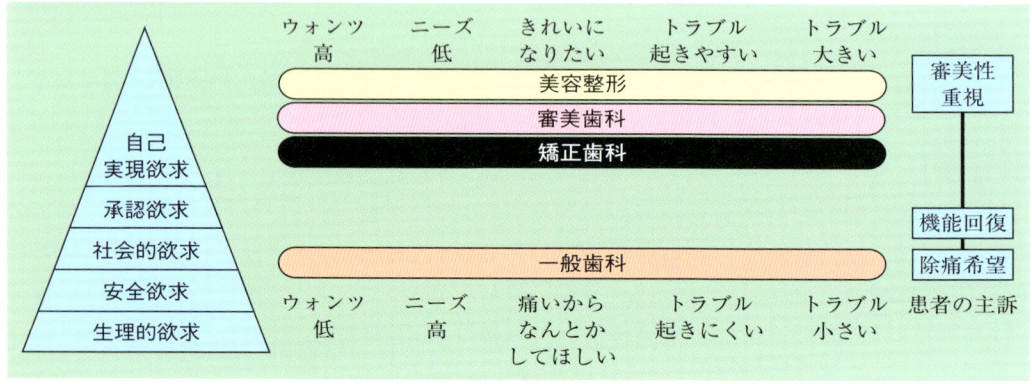

図 4-2 マズローの欲求 5 段階説（図中左）と矯正歯科医療の位置づけ.

たかどうかは，ドクターやスタッフが決めるものではなく，あくまでも患者が決めることである．

歯科医療は，構造上，患者を中心に 3 つの要素から成り立っている（図4-1）．それは，医療，経営，運営である．医療は文字どおり治療に関する事項であり，経営はビジネスに関係する事項，運営はサービス業としての事項が関係してくる．それぞれのキーポイントは，医療が「商品（治療）」，経営が「組織（医院・病院）」，運営が「組織で働く人々（スタッフ）」であり，これらの中心に「顧客」である患者が位置している．この 3 部門は不可分な関係にあり，基本的にどれか 1 つだけうまくいくということはなく，うまくいっている場合は，程度の差こそあれ，3 部門ともうまくいっているはずである．このバランスが崩れるとトラブルは起こりやすくなる．

II．トラブルをなくすための基本事項

トラブルをなくす/可及的に少なくするためには，歯科医療に限らず，次の事項が必要となる．
①患者（顧客）のニーズ（needs）・ウォンツ（wants）に応える．
②WIN-WIN solution/negotiation を履行する．
次にこれらが必要な理由を示す．

1．なぜ，患者のニーズ・ウォンツに応えなくてはいけないのか

人間の欲求は，図4-2 左のピラミッドにおいて底辺から始まり，1 段階目の欲求［①生理的欲求］が満たされると，1 つ上の欲求［①→②安全の欲求→③社会的（親和・帰属）欲求→④承認（自

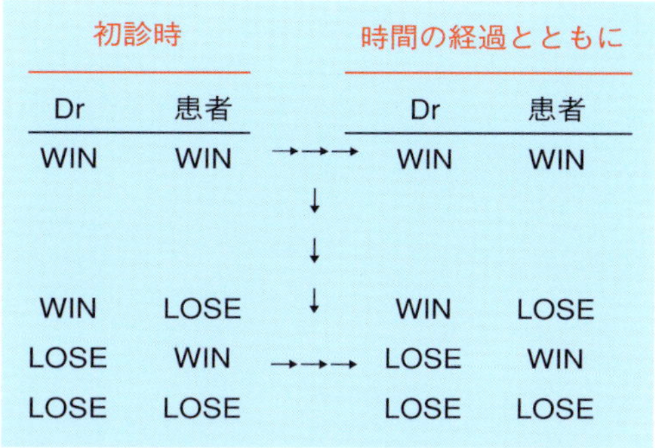

矯正治療におけるトラブル回避のための戦略的思考とは何か

図4-3 患者とドクターの関係の経時的な推移．

我）の欲求→⑤自己実現の欲求］を目指す傾向にある．これに医療を当てはめると，生理的欲求に近いものとしては，患者が「痛いから何とかしてほしい」ということで来院されることが多い一般歯科治療が挙げられ，自己実現欲求に近いものとしては，「きれいになりたい」から来院する美容整形，審美歯科，矯正歯科が挙げられる（図4-2中）．ただし，矯正歯科医療においても「噛めないから何とかしてほしい」ということで来院される場合は生理的欲求に近くなってくる（図4-2右）．

自己実現欲求を満たすための医療は，ニーズが低く，ウォンツが高いために，トラブルの発生率は高く，また，起きた時は比較的大きくなりやすい．このため，患者のニーズ・ウォンツ，特にウォンツを満たすことに敏感になる必要がある．そして，最大の問題は，何が患者のニーズでありウォンツであるかを見極めることである．患者のニーズ・ウォンツに応えるということは，組織（医院・病院）が目指す方向を顧客が望んでいる方向に合わせるということである．この場合の顧客とは，相手が求めているものを与える見返りに，こちらが求めているものを与えてくれるすべての人間と組織を示す．つまり，患者だけでなくスタッフも含まれることを忘れてはならない．

2．なぜ，WIN-WIN solution/negotiation を履行する必要があるのか

患者とドクターの関係に限らず，顧客と売り手の関係はWIN-WINな関係であるべきである．WIN-WIN solution/negotiationとは，「ともに勝つ（得をする）」という状況を意味する．なぜこの履行が必須かというと，関係がWIN-WINでスタートしない限り，WIN-WINな関係をその後に築くことは不可能であるからである（図4-3）[1]．どちらかが「負ける（損をする，もしくは得をしない）」"WIN-LOSE"，もしくはどちらとも「負ける」"LOSE-LOSE"という状態でスタートすると，時間とともに必ずLOSE-LOSEな関係へと移行する（図4-3）．

WIN-WINでスタートしても，それを保つ努力をしないでいると時間とともに"LOSE-LOSE"へ近づいていく．これは，熱力学第2法則のエントロピー増大の法則と合致している[3]．つまり，閉鎖系である歯科医療の現場においては，全エントロピーは絶えず増加する方向へ動く（詳細は後述する）．当然のことであるが，"WIN-WIN"な関係ほど，トラブルは起きにくく，"LOSE-LOSE"に近づくほどトラブルは起きやすくなる．そのため，歯科治療の中でも，特に治療が長期化する矯正治療では，"WIN-WIN"でスタートさせ，"WIN-WIN"で終わらせなくてはならない．

69

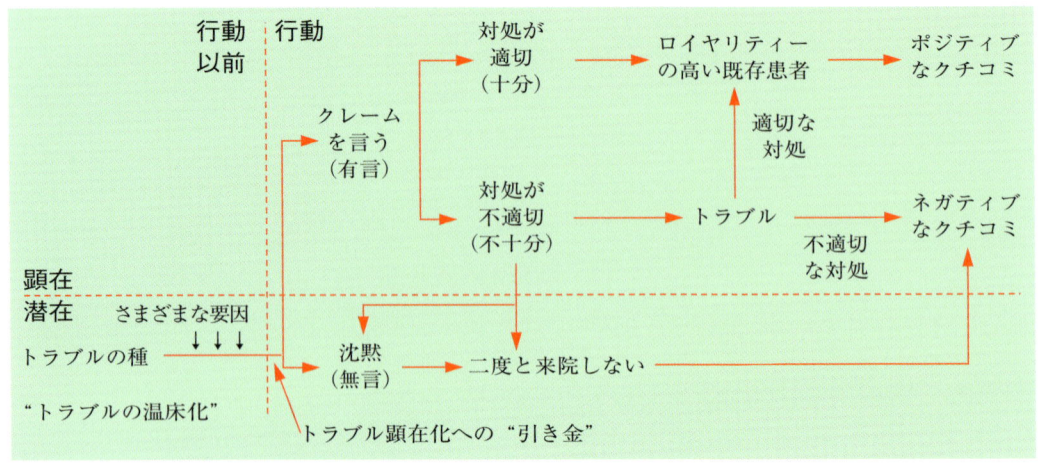

図 4-4　トラブル発生までの軌跡．

III．トラブル発生までの軌跡

　ここで，トラブル発生の経緯をみてみたい（図 4-4）．まずは，トラブルになる以前に，「トラブルの種」というものが芽生える．これにさまざまな要因が作用してトラブルが「温床化」し，患者の中でくすぶり始める．そして，ある時，トラブルとして顕在化させる引き金（トリガー）が引かれる．ここで初めてトラブルとして患者が行動に出る．しかし，この行動は目に見える行動とは限らず，無言の行動に出た場合には，ドクターがそのトラブルを認知することは難しい．有言のケースでは認知されやすく，それはクレーム（苦情）という形で現れる．顧客と苦情に関して次のような重要なデータがある[4]．
①不満を持った顧客のうち苦情を言う顧客は 27 人に 1 人である．
②不満を持った顧客は 8〜10 人に言いふらす．
③しかも，不満を持った顧客の 5 人に 1 人は，20 人以上の人に言いふらす．
④不満が解決された顧客は，不満がなかった顧客よりも再購入率が高い．
⑤良くも悪くも顧客のクチコミ効果は，企業広告効果の 2 倍以上である．

　ということは，1 人の苦情があったとすると，そのほかに黙って我慢している顧客が 26 人おり，これを含めた 27 人のうち 80％（5 人に 4 人）が平均 9 人の知り合いに不満を伝える（= 194.4 人）．そして，20％（5 人に 1 人）が 20 人に言いふらすので（= 108 人），1 人の顧客が否定的な意見を持つと，約 300 人が否定的な意見を持つ可能性がある．しかし，幸いなことに，不満が解決された顧客は，不満がなかった顧客よりも再購入率が高いという「利用すべきギャップ」と，良くも悪くも顧客のクチコミ効果は，企業広告効果の 2 倍以上であるという助け舟もある．ただし，「不満」のクチコミは「満足」のクチコミとは比べ物にならないくらいの速度で人々の間を伝搬していくことを忘れてはならない．ちなみに，この「利用すべきギャップ」を効果的に利用しているある企業では，不満が解決された顧客の 82〜95％が再び利用し続けるとされている．

　さて，ここで，本稿の目的を再確認したい．目的として，
①トラブルの種は何か．なぜそれは温床化されるのか．

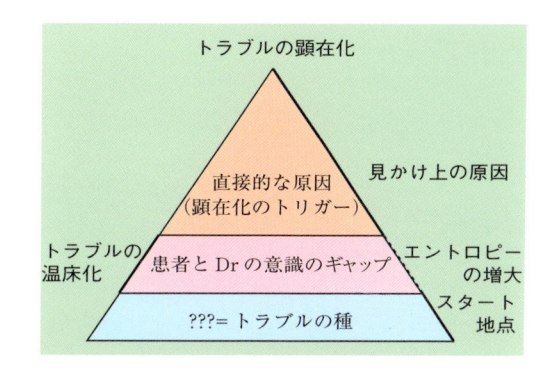

矯正治療におけるトラブル回避のための戦略的思考とは何か

図4-5 トラブル発生の原因のヒエラルキー.

② 何がトラブル顕在化の引き金になるのか．また，なぜ，引き金は引かれるのか．
③ どうしたらトラブルを予防できるのか．また，起きてしまったら，どのように"WIN-WIN"な関係に持ち込めば良いのか．

の3つを挙げたい．

Ⅳ．トラブル発生の原因とは

　トラブルの原因にはヒエラルキー（階層）が存在し，図4-5に示すようなピラミッド構造を呈している．まず，トラブルを顕在化させる直接的な原因，つまり引き金となるものには医療の問題として治療期間の長さや治療内容・結果に対する不満が，経営に関することとして（主に治療費に関するものとして），その支払い方法や金額および料金体系の不明瞭さなどが挙げられる．また，運営に関する事項としては，患者とのコミュニケーション不足が挙げられ，インフォームド・コンセントの不十分さなどがこれに当たる．しかし，これらはあくまでも直接的な原因であり，もっともドクターや患者双方の目に止まりやすいが，単なる引き金に過ぎない．

　次に，この直接的な原因の原因というものがある．それは患者とドクターの意識のギャップである．このギャップは温度差といっても良い．ギャップには2種類が存在し，それは，「埋めなくてはトラブルになってしまうもの」と前述の「患者の評価」を上げることができる「利用すべきギャップ」である．そして，このギャップにはさらなる原因が存在するのである．これがトラブルの種ということになる（詳細は後述する）．

　以上を総括すると，スタート地点としてトラブルの種があり，患者とドクターの意識のギャップがトラブルの種を育て温床化し，直接的な原因という見かけ上の原因により顕在化への引き金が引かれ，晴れて（?）お目見えするというトラブル原因のヒエラルキーができ上がる（図4-5）．

Ⅴ．トラブルが起こる時とは（パラドックスとエントロピー）

　では，トラブルはどういう時に温床化されたり，顕在化への引き金が引かれるのだろうか．これには2つの状況が考えられる．それは，①矯正治療のパラドックス（逆説）を認識していない時，②エントロピー（乱雑さ）が増大した時である．これらは患者とドクターの意識のギャップとは不可分な関係にあり，その意味で図4-5のトラブル発生原因の「トラブルの種」と「患者とドクターの意識のギャップ」の間に位置するといっても良い．なぜトラブルが起きるのか．トラブル

が起きるのは矯正治療におけるパラドックスを理解してないからである．そこで，まずはパラドックスとは何かについて簡単に説明したい．

パラドックス（paradox）とは逆説のことで，一見，矛盾しており不合理や不条理にみえるが実は正しい説のことであり，アブサーディティ（absurdity；不条理，不合理）とは本質的に異なるものである[5]．矯正歯科治療におけるパラドックスには以下のようなものがある．

1. 医療のパラドックス

a. 医療行為は治療行為であるが犯罪行為でもある

医療行為とは体を傷つける行為であり，それが許されるのは治療行為だからである．治れば治療行為になるが，治らなければ単なる業務上過失傷害という可能性もある．

b. 患者のためは患者のためにならない

これがギャップという現象が起こる原因の1つになっている．患者もドクターもそれぞれの独立した人間であり，それぞれのパラダイム（思考の枠組み）を持っている．人間はパラダイムというフィルターを通してものを見ており，フィルターが違えば同じものを見ていても，実際に見えているものは違ってくる[6]．つまり，ドクターの考える良い医療や患者のために良かれと思ってやったことが，患者にとって良いとは限らないのである．

c. 問題と思われていないことが重大な問題である

ドクターと患者はあくまでも対等な関係であるべきである．しかし，医療の中心はドクターであると信じて疑わないドクターが後を断たない．患者はドクターを選ぶ権利があり，ドクターにも患者を選ぶ権利がある（診療拒否という意味ではない）．また，ドクターは患者のニーズとウォンツに応えなくてはならない義務がある一方で，患者には自己責任がある．こういう状況において，患者への迎合は最悪の選択であることをドクターは認識すべきである．

どの世界においても，迎合と保身は崩壊へのステップとなる．このような観点から，特に治療体系，料金体系は見直されるべきである．矯正治療には「足し算」の矯正治療と「引き算」の矯正治療があり，それぞれが図4-6のように料金体系と深い関係にある[7]．果たして，この2つの矯正治療，どちらが，患者のニーズ・ウォンツに合っているのだろうか．

d. 矯正治療には大して技術は必要ではない

これには次の3つの意味がある．
① 治療結果の優劣や患者の満足度とドクターの技術やモラルは関係がない

矯正の技術が成熟化して久しい現在の状況においては，診断さえ合っていれば，どんな技法を使っても大して違いはなく，みんなうまくいく（いかない）ということである．
② 技術は得てして意図したものと反対のものを生み出す

セファロを例に挙げるとわかりやすい．セファロ分析はきわめて大切な資料であり，診断には必要不可欠である．また，何かあった時に自分を守る手段にもなる．そして，より精密な診断の

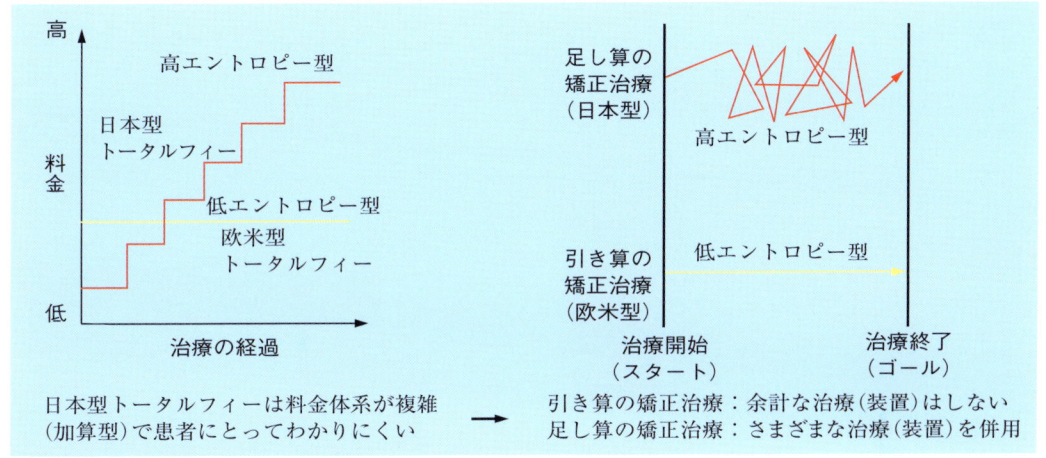

図4-6 料金体系とそれが生む治療の進め方.

ために発展してきた．しかし，セファロ分析の確立や技術の向上が果たして矯正治療のクオリティーを上げているだろうか．また，セファロの数値の悪魔に取りつかれ，実際の患者の顔面や機能との調和などを見過ごしていないか．このようなトラブル防止や便利のために作られたものがトラブルや不便を引き起こしていないだろうか．

③大切なのは技術ではなく頭脳である

　治療内容に問題があるためにトラブルを起こした症例を見てみると，その原因が技術的な問題というよりも診断や治療計画の立案，治療に対する戦略に問題があるケースがきわめて多い．われわれは頭脳労働者であることを再認識すべきである．

2. 患者―ドクター間のコミュニケーションにおけるパラドックス

a. 伝えれば伝えるほど伝わらない

　人間という生き物は自分に都合がいいことしか見えない，覚えていない動物である．また，すべてをわからせようとするがための完全なコミュニケーションというものは得てして退屈であり息を詰まらせてしまう．果たして，わかるまで説明し続けることが本当に良いことだろうか（もちろん，わかってもらわないと困るが…）．また，多くのコミュニケーションでは力の均衡化が問題となる．力関係に不均衡がある場合，また，WIN-WINな関係でない場合，必ずしもオープンなコミュニケーションが賢明でない場合もある．無理にコミュニケーションを良くしようとすればするほど，患者・ドクターの双方にストレスをかける場合もある．

b. コミュニケーションでは中身より形式が大事である

　もちろん，中身が大切であるが，得てして，患者は中身よりも形式を覚えていることが多い．すなわち，メッセージ（中身）よりもメタメッセージ（隠されたメッセージ）のほうが強力になりやすい傾向がある．このことは，話されたものよりも書かれたもののほうが重要に見えたり，服装や口調がきちんとしているほうが良いものに見えることなどからもわかる．中身だけでなく，オ

第 4 章

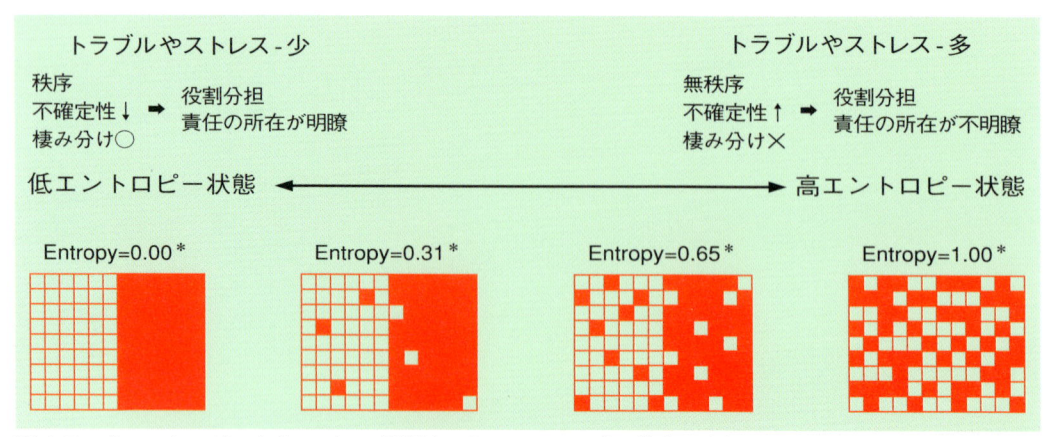

図4-7 高エントロピーとトラブルの関係（＊はシャノンの式で算出した）．

フィスの配置，席順，感情，儀式，取り決めなどの社会的物理的設計も考慮に入れるべきである．

c. 患者はほめてもやる気を起こさない

　人間はほめるとやる気を起こす場合が多い．しかし，それは両者間に信頼関係が成立している場合である．状況によっては，ほめることがむしろ強迫観念になってしまうこともある．ほめることは，相手の価値を認めることよりも相手の上に自分の地位を築くことになったり，個人同士の橋渡しでなく距離をおくことになったりすることもある．また，賞賛はその後に批判を伴うことが多く，接触を深める手段というよりむしろ閉じる手段となりうる．

d. 重要なコミュニケーションにスキルは必要ない

　いわゆるhow-toや方法論（methodology）に沿ったコミュニケーションというのは，事態を悪化させることはあっても好転させることはない．それらが状況を好転させられるのは，ごく「特殊」な状況に限られる．このような単純化した方程式やテクニック，トレンドだけのhow-toテクニック本や研修はお手軽で受けがいいが，中身もきわめてお手軽にできている．患者やドクターをいくつかのパターンに分けて対処する技法もあるが，あまり意味のあることではない．なぜならば，人間はマニュアルどおりには動かないからである．コミュニケーションにおいて大切なことは方法ではなく自発性であり，誠意であり，人間らしさがポイントとなる．

3. トラブルに直接関係するパラドックス

a. ドクターは問題解決の鍵を持っていない

　患者の抱えている問題を本当にドクターが掌握できるであろうか．問題を全面的に把握できるのはドクターではなく，それを経験した人である場合が多い．例えば，アルコール中毒患者を救えるのは，ドクターというよりむしろ元アルコール中毒患者である場合が多い．われわれドクターはその問題解決の手伝いができるに過ぎない．ここを勘違いすると，とんでもないトラブルに巻き込まれることになる．

b. 問題のほとんどは問題ではない

　問題と思われていることが本当に問題なのか．実は問題ではなく「苦境」なのではないか．問題とは，間違った方向へ行くことにより作り出されるものであり，原因さえ見つかれば解決可能であるが，苦境とは当の本人が放棄したくない状況（例えば，どうしても抜歯したくない）が作り出している状況（だから，治療してもこれ以上歯がきれいに並ばない）である．われわれドクターは患者の問題を解決することができたとしても，苦境を解決することははじめからできない．

c. トラブル解決にスキルは邪魔である

　コミュニケーション同様，いわゆるhow-toや方法論に沿ったトラブル解決は事態を悪化させることはあっても好転させることはない．なぜなら，「計算尽くしの臭い」がするからだ．この手のものに頼りがちなのは，自分の非を認めたくない，頭を下げたくないからである．大切なのは心からの誠意であり，患者に対する「思いやり」である．

4. トラブルが起きる時はエントロピーが増大した時である
a. 高エントロピーがトラブルになる理由

　歯科医療に限らず，医療の現場での診療形態や患者―ドクター―コ・デンタルという人間関係はまさに閉鎖系（外部からの出入りのない「閉じている」状態）であり，その動態は，熱力学第2法則，エントロピー増大の法則で説明できる[3]．エントロピーとは，簡単に言うと「不確定性」「乱雑さ」「無秩序の度合い」である．そして，エントロピー増大の法則とは，閉鎖系においてはマイナスのエントロピーであるネゲントロピー（もしくはシントロピー）の導入なしに放置しておくと，全エントロピーは時間の経過とともに絶えず増大する方向，すなわち，放っておくと規則正しい状態からめちゃくちゃな状態（カオス＝混沌，無秩序）へ向かうという熱力学の法則である．

　歯科医療におけるエントロピーとは，「無秩序」「不確定性」「棲み分け」ができていないこと，「ストレス」などである．ここでの「棲み分け」とはヒエラルキー（上下関係や職階など）によるものではなく，同じ土俵に立ったうえでの役割分担という意味である．ヒエラルキーによる棲み分けは特権階級（意識）を産み，高エントロピーの原因となる（官僚・公務員体質が良い例）[8]．ヒエラルキーは必ず存在し，それ自体が悪いのではなく，問題はその使い方であり，ヒエラルキーに依存した独裁体制は最悪の結果を産む（独裁国家やワンマン企業などが良い例）．

　また，ネゲントロピーとは色々な意味で価値を生み出す労働や投資などを意味する．低エントロピー状態では役割分担や責任の所在が明確であり，トラブルは起きにくい．しかし，エントロピーの増大とともに，役割分担や責任の所在は不明確となり，トラブルやストレスが多くなり，やがてトラブルとなる（図4-7）．

　歯科医療機関における低エントロピー状態とは，医療―経営―運営もしくは医院―スタッフ（勤務しているドクターやコ・デンタルなど）―患者の関係のバランスが取れた状態であり，医院の患者に対するrelationship marketing（またはアウターマーケティング）よりもスタッフに対するinternal marketing（またはインナーマーケティング）が先んじているという特徴がある．これには，物理的環境のみならず文化的環境（職場を律している理念やものの考え方など）も含まれる．このこ

とは構造不況の航空業界において業績好調のサウスウエスト航空の"Employees come first, customers come second(社員第一,顧客第二主義)"という姿勢からも裏付けられる[9]．このケースではトップダウンより，スタッフとの一体感や組織内のコンセンサスを重視する傾向が強い．これに対し高エントロピー状態では，医療—経営—運営もしくは医院—スタッフ(ドクターも含む)—患者の関係のバランスが取れておらず，internal marketing よりも relationship marketing のほうが先んじている．このケースでは作業そのものが非常にマニュアル的であったり，指揮系統が強力なトップダウン型であることが多い．ただし，医院がスタートしたばかりの創成期や急激な変化を伴うリエンジニアリング(組織改変)においてはトップダウン型のほうがうまくいく場合が多い(経営者が進むべき正しい方向を示せればの話であるが…)．

b．エントロピーを増大させる原因

さまざまな原因が考えられるが，もっとも大きな原因の1つとして価値観の違い(ギャップ)が挙げられる．現在は，価値観が多様化している時代である[10]．しかし，矯正治療，歯科治療に対するドクターの価値観の多様化は市場に受け入れられ，しかも倫理的に問題のないものであるべきである．すなわち，ある程度，普遍性を有するものでなくてはならない．しかし，価値観の普遍化とは欧米の価値観への統一(欧米化)であると信じているドクターが非常に多い．これは，多くのドクターの欧米崇拝指向が原因である．価値観の多様化とは，統一化ではなく，「棲み分け」である[10]．

ここで，現在の社会の共通概念としての一般的な価値観の変化について考えてみる．従来の価値観は破綻しつつあり，現在のそれには価値の中心に「自分の気持ち」をおいているという特徴がある[11]．これは，既存の価値観では幸福が追求できないと認識しているためである．つまり，ドクターの価値観のベースには科学主義が支配しており，「医療こそが患者の疾患を治し，それにより患者は幸せな生活ができるようになるのだ」と考えるのに対し，患者の価値観の中心には自分たちを幸せにできない「科学(医学)」や「経済」への信頼の喪失がある．代替医療や怪しい医療もどきや効果があるかどうか定かではない健康食品に走る患者が多いのもこの理由による．ここにも，患者とドクターの間にかなりの温度差が存在し，トラブルが生ずる原因となっている．

c．患者の新しい価値観とそれに対してわれわれがすべきこと

この温度差がエントロピーを加速度的に増大させ，トラブルを起こしやすい体質を作る．それを防止するためにわれわれがすべきことは何であろうか．まずは，患者の新しい価値観について考えてみる．これには以下のような特徴がある[11]．
①他人を価値観で判断する．
②価値観を共有する同士がグループを作る．
③個人の中で複数の価値観をコーディネイトする．
④これらの動機は「自分の気持ち」を一番大切にすることがベースになっている．

このような価値観を持つ患者がわれわれに要求するものは，用途が限定され，わかりやすいこと，そして，専門化，細分化されたものである傾向が強く，何よりも大切なことは，価値観を共

有できるということである．価値観を共有し，「共感」できる医療やサービスを提供できる医療機関はトラブルやストレスも少ない．

5. トラブルに好かれる理由

　最近では，トラブルを繰り返し起こすドクターをリピーター医師というらしい．しかし，このような高い常習性はドクターに限ったことではなく，患者にもある．本人に問題がある場合は，本人がトラブル気質であり，自覚する以外に対処法はない．これに対して，自身にトラブルを起こす原因がない場合は，トラブルを引き寄せている，もしくは自分から近づいているもいえる．どちらにしても，本人の「考え方」に問題は根ざしているのだが，そのほかの原因として，患者とドクター，コ・デンタルなどの役割分担や責任の所在の不明確さが挙げられる．

　わが国は，他国と比較しても自己責任という概念が非常に弱い．その中でも国民皆保険という両刃の剣的な制度のおかげで，医療に対する感覚はほとんど共産主義体制といって良い．この感覚が問題を引き起こす．ドクターも患者も自己責任という概念を持ち，責任の所在を明らかにすべきである．トラブルに遭遇したくなければ，このような概念を理解できないドクターや患者は可及的に避けて通るのが賢明な選択といえる．

Ⅵ．各論─矯正歯科医療の現場において─

　ここで，矯正歯科医療の現場におけるトラブルの実際と向き合ってみたい．図4-1に示したとおり，歯科医療は3つの柱から成り立っている．これに沿って話を進める．

1. 医療─歯科医療は医療である─

　医療という側面で各論的にみていくと，トラブルを起こす要因は3つに分類される．いずれにしても，治療内容や治療期間などについてのドクターと患者間の約束が守られないということにつながる．

a. 適切でない診断，インフォームド・コンセント，治療

　矯正治療は治療期間が相応に長いため致命的な失敗をしない限り，治療期間が無駄に長くなるものの，何とかリカバリーが可能である．もちろん，治療期間が守られず，長期化することはトラブルの原因になる．しかし，もっと大きな問題は治らないということと抜いた歯は返ってこないということである．適切な診断は治療の大本となるため，ここを間違えるとすべてが狂ってくる．

　最近，無理に外科矯正へ移行させてしまうケースが一部の大学病院や矯正専門の医院でよく見受けられる．これからは，「切りたくなかったのに無理に勧められた」とか「大変な思いと時間をかけて手術を受けたのにこんなに後戻りしてしまった」などと患者が言い出すトラブルが増えることが予想され，それに対するセカンドオピニオン的な需要が増えていくことは間違えない．事実，われわれのもとにもこの手の相談（ほかの病院や医院の手術前の患者）が非常に増えており，患者のほとんどは手術を受けたくない（が，無理に勧められた）と訴えている．

　また，問題があるのかないのか判断しかねるものには手を出さないということもトラブルを避

けるうえで大切である．患者に承諾を取っていれば何をしても許されるというわけではない．実際の用途と薬事の認可の内容が異なるもの(使いたい用途では認可が通らないため，このようなものが結構存在する)もあるので注意したほうが良い．

例えば，インプラント矯正のインプラント材は外科矯正や外科手術の際の骨接合用(歯列矯正用ではない)として，ホワイトニング剤では歯冠研磨補助剤(漂白用ではない)として認可されているものもある(漂白用としてきちんと認可されているものもある)．このようなケースでトラブルになった場合，ドクターの責任が問われ，またメーカー側が認可の内容以外の広告などを雑誌やパンフレットに載せている場合は薬事法違反となる(PL法にもひっかかる)可能性がきわめて高い．また，医師法17条違反になる可能性が高いものについても気をつけなくてはならない．

b. 生体に合っていない治療方針

これには，主に次の2つが挙げられる．

①上顎と下顎の違いを理解していない

基本的に上顎と下顎は違うものとして考えなくてはならない．最近，Proffitは，咬合はわれわれ矯正医がどう構築しようが最終的に人間がその機能によって決めるものであり，つまり，軟組織(筋肉など)がそれを決める"soft tissue occlusion"になると言っている．これは，昔からいわれているBeggの言うところの"correct occlusion"のことであり，まさにわれわれが患者の咬合をどういじろうがそのとおりなのである．形態的正常と機能的正常は必ずしも一致しない．生体は咬合器ではないのだ．この証拠に，トラブルがとんでもないことに発展しかねないアメリカでは，今や咬合学というものがことごとく下火になってしまった．

これらを逆説的に取ると，われわれは歯を並べるほかは治さなくては確実に問題になるもの(もしくは患者が望んでいること)以外，余計なことはしないほうが良いということである．患者は現在の歯列でその患者の機能にとって最良の位置で咬んでいるといって良い．これを別の視点からみると，基本的に上顎が下顎の咬合を決めているということがわかる．つまり，「上顎は頭蓋に付いているため不動であるが下顎は自由に動ける」ということをわれわれは忘れてはいけない．上顎の歯列が変われば，下顎はその状態で生体にとって最良の位置まで自動的に移動する(下顎を放っておけば良いといっているわけではない)．このことを無視すると，とんでもない泥沼への道が待っている．

②可能な範囲内を越えて歯を移動させようとする

歯の移動にはいくつかの原則がある．それは，

・歯は力を加えると動く．
・歯は力を加えられた方向へ動く．
・歯は歯槽骨の範囲内でしか動けない．

ということである．当たり前だが，これを忘れると，いつまでも動くはずがない方向へ歯を動かそうとしたり，動ける範囲を越えて動かそうとし，その結果，歯根吸収を起こしたりなどのトラブルに見舞われることになる．

c. 人為的なミス

　例えば，ワイヤー交換時に口腔粘膜を傷つけてしまったり，ブラケットを飲ませてしまったりなどである．術者が気をつけるしかないのだが，万一，起きてしまった時には，迅速に対応し，誠意を持って状況を伝え，謝罪すべきである．このようなミスは誰にでも起こりうることであり，必ずしも術者が悪いとは限らない．このようなミスはあってはならないが，診断のミスなどの根元的なミスに比べれば，ある意味，罪は軽い．

2. 経営―歯科医療はビジネスである―

　これは主に料金に絡んだ問題である．しかし，治療を始めた患者は料金そのものに文句を言うことはあまりない．ただし，料金体系が複雑で最初の約束や話と料金が違った場合はトラブルとなる．つまり，料金については，次の3つにトラブルを起こす要因は分類される．

a. 料金体系の不明瞭さ

　あまりに料金体系が複雑であると，「いったい合計がいくらなのか」「ドクターの計算が合っているのか」というような疑問を患者が持つようになり，やがては，「騙されているのではないか」と思うようになる．ドクターが正しくても良い印象は持たれない．何と言っても，歯科医療は人間対人間のビジネスであり，その意味で"one to one marketing（個対応）"が必要となる．

b. 料金と満足度にあまりにも格差がある場合

　基本的に，料金のハードルを越えて患者になっているので，高いからといって途中で文句を言うことはあまりないが，高ければ，患者もそれなりの満足度を要求してくるのは当然のことである．反対に，激安であればそのハードルは低くなる．あくまでも，患者が支払う料金と患者が受ける便益（便利で有益なこと）のバランスの問題である．患者は便益と価格の最高の組み合わせを求めているのだ．つまり，支払うのと同等以上の価値がない限りトラブルへ移行しかねない．いずれにしても，料金と満足度のギャップには注意すべきである．

c. 治療内容よりも経営を優先させた場合

　ビジネスは顧客の問題を解決して，初めてビジネスとして成り立つ．歯科医療もこの原則からははずれず，患者の問題を解決することが先決である．問題が解決されてはじめて料金分の仕事が完了したことになり，ろくに問題を解決できずにお金だけは下さいというのはあまりに虫がいい．そして，問題が解決されたかどうか，最終判断するのはドクターではなく患者である．そのため，治療の内容，特に治療の限界について患者に伝え，理解させておかなければ，トラブルになる．

　また，経営を優先するための「合理化」という名のコスト削減もトラブルの原因となる．コスト削減は経営上きわめて大切であり，まったくしないと倒産することすらある．しかし，コスト削減は，あくまでも組織の「防腐剤」に過ぎない．コスト削減そのものに何か産む力はない．ひたすら安いピザを作ろうとしていけば，最後には誰も食べたくないピザができる．つまり，削減

すべきコストと患者が失う便益を正しく見極める必要がある．

また，コスト削減したばかりに生産性が落ち，結果としてコスト増になるケースもあることを頭に入れておかなくてはならない．コスト重視の戦略が成功するのは，ライバルの中で最低のコストを実現した時ではなく，顧客（ここでは患者だけでなくスタッフも含む）の望んでいる便益を確保しながらコスト削減ができた時に限られる．それが高いか安いかはあくまでも相対的な問題である．ボランティアではないので採算度外視も問題だが，治療内容よりも経営を優先させることは，一時の利益のために長期的な利益を捨てるだけでなく，トラブルを誘発することになる．

3. 運営―歯科医療はサービス業である―

ごく一部を除いて人の生死に関わらない歯科医療の中で，特に審美的なことに重点がおかれることが多い矯正歯科治療はサービス業的な側面が強い（図4-2）．このカテゴリーのトラブルとしては，説明不足（患者側からみて）やドクターの態度に根ざすものが考えられる．主なものは次の3つである．

a. 約束が守られない

患者との約束は小さいものから大きいものまで守るのは当然である．予約の時間，チェアータイム，治療内容，治療期間などがこれに当たる．困るのは，約束を守らない患者である．このケースの場合，患者にそのことを認識させるべきである．いずれにしても，ドクター側は小さな約束であっても守るべきであり，特に治療内容と治療期間は期待以上のものを用意しておいたほうが良い．これが守られないと不信感へつながり，いつしかトラブルへと発展していく．

また，治療という「商品」を売ったら売りっぱなしというのも患者に不信感を持たれる要因となる．この対処法としては，アフターフォローがあるが，大切なことは「経済の匂い」がしないことで，心からのものでなくては逆効果となる可能性が高い．

b. 自分が思っていたのと違う

美容整形という分野はトラブルが多いため，ドクターはトラブルに非常に気を使っている．手術そのものの失敗は別として，彼らが一番気にかけているのは，整形した顔（体）を患者が満足するかどうかである．満足しない場合，患者は「自分が思っていたのと違う」と口にする．このトラブル，「自分が思っていたのと違う」と矯正患者に言わせないためには次の2つのことが必要となる．

①具体的な要望を聞き出す

もちろん，できることとできないことがある．治療の限界を説明し，患者がそれを納得しないのであれば，その治療は断わるべきである．そうしないと後に高い代償を払うことになる．治療可能な範囲内で患者の具体的な要望を聞き出し，できるだけ沿うような治療方針を立てるべきである．患者にとって一番大切なことの解決を第一目標にすれば，トラブルが起きることはほとんどない．反対に，ドクターの嗜好だけで治療することはきわめて危険である．

②患者に選択肢を与え，自分で選択させる

治療方法についても，いくつかの選択肢を示し，そのメリット，デメリットを説明し，患者に十分に考える時間を与えた後に，患者自身に選択させるべきである．患者に選択権を与えることにより，治療への参画の意識を上げ，責任を分担させる．患者に「参加」させるためには，ドクターは手持ちの情報（正確でなくてはいけない）を可能な限り公表しなくてはならない．このことは，患者を「お客様」として扱うのではなく，「パートナー」として扱うことを意味する．これは，トラブル回避においてもっとも効果的なやり方の1つである．

c．態度が悪い

この大きな原因は，ドクターの患者へのスタンスにある．前述のようにドクターと患者の関係はあくまでも対等でなければならず，また，"WIN-WIN"な関係であるべきである．「パートナー」のような関係にあれば，また，その方向へ努力をしていれば，態度が悪かったりすることも，患者に迎合することもあり得ない．特に，ドクターの態度の悪さが問題になるのは，トラブル発生以前よりも発生後に顕著であり，その特徴は，
・誠意がない．
・謝らない．
・ごまかしたり嘘をついたりする．
・逃げ回る（居留守も含む）．
などである．このような態度はトラブル発生前も後も言語道断である．

Ⅶ．実例

実例を見ていただく前に，患者自身が助けを求めてきた他院からのトラブル症例を数多くの手がけた経験上，その取り扱いの注意点について述べておきたい．それは，
①前医院での治療に関しては一切タッチしないこと．
②患者が訴訟を起こすとなった時には必要であれば資料のみを提供すること．
③たとえ患者がわれわれの治療に満足し，前ドクターを訴えることを止めたとしても前ドクターはわれわれに感謝することはない．

そのため，前ドクターの存在や治療は無視して新規の治療と同様に再治療を進めるべきである．そして，われわれが再治療に際して設定している戦略を以下に紹介する．

1．患者の lost profit（遺失・逸失利益）を回復する

前の治療できちんと行われていれば患者が手にするはずであった「利益（または状態＝遺失・逸失利益）」を回復する．

2．利用すべきギャップを積極的に利用する

前の治療のおかげで患者の治療に対する評価は著しく下がっているため，これを逆に利用し自分の評価を高めるために利用する．喉が渇いた時に飲む水は美味しい．しかし，同じ水であっても，3杯目よりも2杯目，2杯目よりも1杯目のほうが美味しく感じる（限界効果逓減の法則）．つ

第 4 章

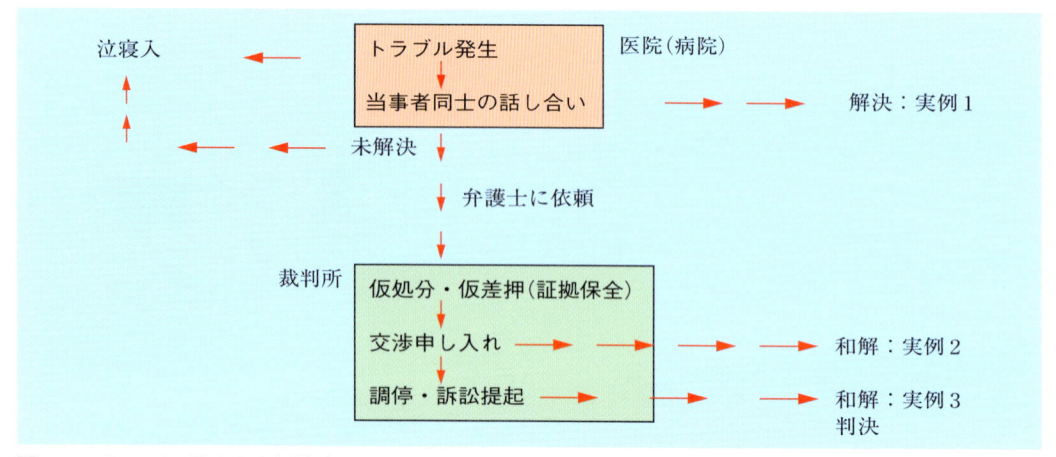

図 4-8 トラブル発生から解決までの流れ．

まり，評価というのは相対的に決まるため，再治療を引き受ける側としては，前の治療の評価が低ければ低いほど，同じ治療をしても患者のわれわれに対する評価を高めることができるということである．トラブル発生から解決までの流れについては図 4-8 に示す．これに従い，当事者同士の話し合いで和解した実例，交渉申し入れで和解した実例，調停で和解した 3 つの実例を紹介する．症例の性質上，すべてをお見せできないことをご了承願いたい．

3. 実例 1

まずは，当事者同士の話し合いで和解した実例である（図 4-8）[12]．この実例では，医療―経営―運営の 3 本柱の，特に医療と運営に問題があったものである．

a. 前ドクターのプロファイル

前ドクターは，40 代後半，男性，日本矯正歯科学会の認定医および指導医を所持し，すでに臨床経験は 20 年以上（推定）である．最終学歴は大学院卒で博士号を所持している．そのほかの詳細については不明である．

b. トラブルの常習性

治療内容や患者への対処などからみて，ほかにもトラブルを抱えている可能性は高く，高い常習性が認められる．これに対し，患者側は何の問題もなく，常習性はきわめて低いと考えられる．

c. 患者からの苦情と再治療にあたっての約束

患者（17y11m，男性）の苦情は，初診時（11y11m）に約束された治療期間が 1 年半であったにもかかわらず，6 年たった時点（トラブル発生時）においても終了する気配がないこと，また，それについてクレームをつけたところ，再診断を行い，その結果，さらに上顎第二大臼歯と下顎第三大臼歯を抜歯して 1 年半の治療期間がかかるという診断を下されたことであった（上顎第一小臼歯および下顎第二小臼歯はすでに抜歯済みで抜歯スペースは残っていない）．

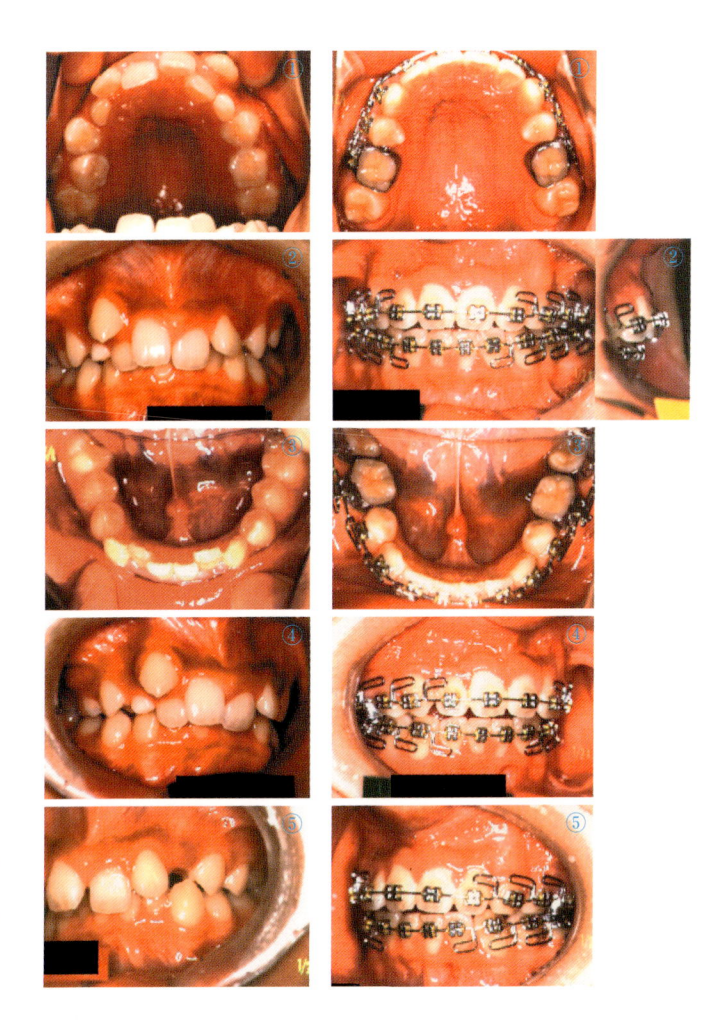

図4-9a ①~⑤　実例1の口腔内写真(左の列). 初診時(11y11m).
図4-9b ①~⑤　実例1の口腔内写真(右の列). 再初診(トラブル発生)時(17y11m).

　しかし，患者はこの言葉を信用できないことと，さらに抜歯することへの抵抗を口にした．インフォームド・コンセントや説明の不足，また，約束が守られなかったことに対してまったく謝罪の言葉がないことに対しても，怒りを感じているとのことであった．

　患者のわれわれへの希望は，これ以上抜歯はせず，また，余計な治療費は払いたくない，そして，大学進学の関係上，年内に治療を終わらせてほしいとのことであった（相談時，すでに6月末）．

　そこで，われわれが再治療にあたって患者にした約束は，これ以上，抜歯はせず，また現在のブラケットなどを変更しないで可能な限り早く終わらせるように努力はするが，年末の時点で終了しなかった場合は，そこで今後について相談させてほしいということであった．この条件を患者も了承したため，再治療を行うことになった（実際にスタートしたのは7月末）．

　この際，患者がこれ以上治療費を払いたくないとのことであったので，患者と前ドクターおよびわれわれとの話し合いの結果，今までの資料はすべて譲渡してもらうこと，再治療費は患者からはもらわないこと，可及的に患者の希望条件で治療する代わりに患者は前ドクターを告訴しないことという約束を取りつけた（ただし，本人が告訴をしようと思えばいつでもできる）．

第4章

表4-1 実例1の再治療結果

	平均値	初診時 (トラブル前)	再初診時 (トラブル後)	再治療 終了時	保定2年 経過時
年齢	-	11y11m	17y11m	18y4m	20y4m
Overjet(mm)	-	+3.0(L), +10.0(R)	+9.0	+1.5	+1.5
Overbite(mm)	-	+8.0	-2.0	+1.0	+1.5
SNA(°)	82.08 ± 2.66	82.11	81.70	80.67	81.05
SNB(°)	78.55 ± 2.75	76.56	77.46	76.49	77.88
ANB(°)	3.53 ± 2.35	5.54	4.23	4.18	3.17
NP to SN(°)	79.47 ± 3.58	78.21	79.48	79.11	79.88
FMA(°)	30.23 ± 5.51	28.00	28.08	17.47	24.48
Mand.p. to SN(°)	34.84 ± 4.74	31.42	27.58	29.84	27.59
Y-axis to SN(°)	71.29 ± 2.99	71.02	68.87	71.55	70.08
Occ.p. to SN(°)	17.29 ± 3.37	13.72	12.25	17.16	16.05
Gonial angle(°)	121.72 ± 4.45	124.72	117.85	121.61	120.88
U1 to L1(°)	125.81 ± 4.94	123.58	117.03	130.12	135.34
U1 to SN(°)	103.67 ± 5.99	109.88	118.35	101.63	100.58
U1 to AP(°)	27.81 ± 4.18	35.74	41.27	24.13	21.93
L1 to Mand.p.(°)	95.56 ± 4.48	95.13	97.05	98.40	96.49
L1 to SN(°)	49.56 ± 5.48	53.45	55.37	51.76	55.92
U1 to AP(mm)	7.99 ± 2.15	7.73	6.43	5.12	6.73
L1 to AP(mm)	4.87 ± 1.93	-0.32	-0.70	1.81	2.28
Pog to NB(mm)	1.50 ± 1.50	3.36	4.32	5.70	4.41

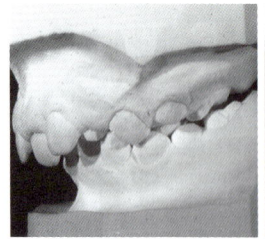

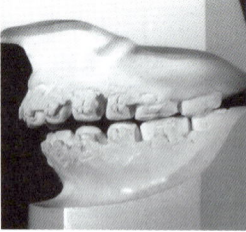

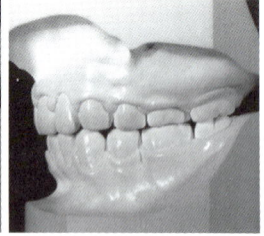

図4-10a〜c 実例1の口腔内模型．a：初診時（11y11m），b：再初診（トラブル発生）時（17y11m），c：再動的治療終了時（18y4m）．

a | b | c

d．症例

　初診時（トラブル前・図4-9a）および再初診時（トラブル時・図4-9b）の患者と治療のデータを表4-1に示す．元々，AngleⅡ級2類であるため，側貌が良いのがせめてもの救いであった．われわれの元に来院した時は，すでに抜歯した4ヵ所のスペースは閉じているにもかかわらず，オーバージェットが+9.0mmも残り，また，オーバーバイトが-2.0mmと開咬であった（図4-9a,b）．図4-10a〜cに示すように犬歯および臼歯の咬合関係はⅡ級であった．初診時の資料が入手できたため，それに対してわれわれも診断を行った．その結果は前ドクターとは異なる診断であった．前ドクターが上顎第一小臼歯および下顎第二小臼歯の4本抜歯を選択したのに対して，われわれは，まずは非抜歯でバイトオープニングを行い，下顎の顎位の前進と成長を見ながら，必要があれば，上顎第一小臼歯の2本のみを抜歯するという診断で，動的治療期間は2年を予定するというものであった．この診断の違いも今回のトラブルの原因に大きくかかわっているものと思われる．

　再治療にあたっては，タイムリミットが決まっているために，可能な限り早く歯を動かさなくてはならないので，つねに歯列内のボトルネック（律速段階）の発見に努め，除去する努力をしながら，もっとも効率が良い方法で行った[1,13]．その結果，5ヵ月の動的治療で終了することができさ

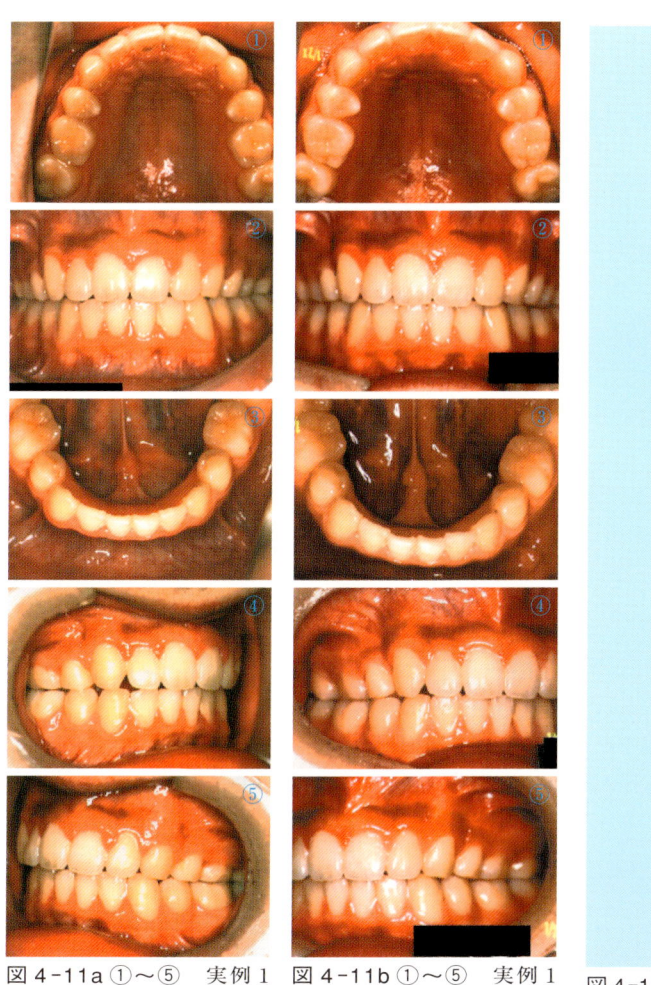

図4-11a ①〜⑤ 実例1の口腔内写真．再動的治療終了時(18y4m)．

図4-11b ①〜⑤ 実例1の口腔内写真．再動的治療終了2年後(20y4m)．

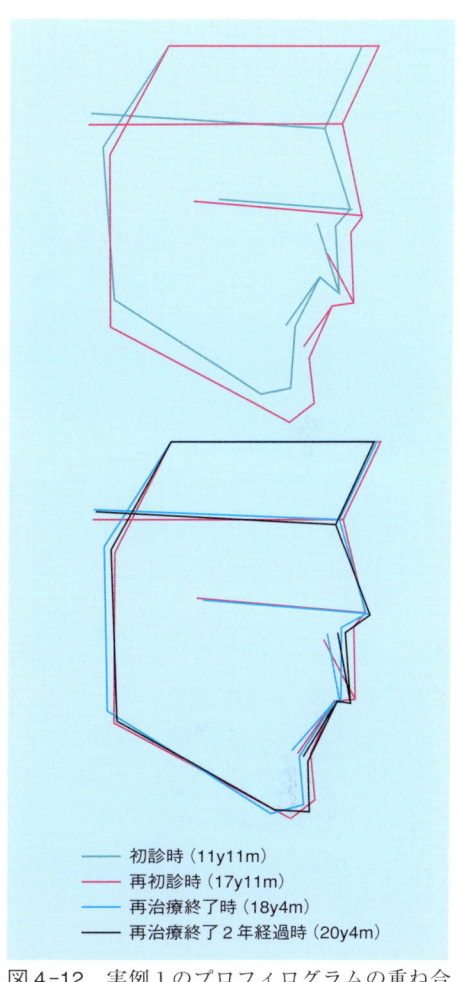

図4-12 実例1のプロフィログラムの重ね合わせ(S-N, S)．

た．その結果を図4-10〜12に示す．オーバージェット，オーバーバイトだけでなく犬歯や大臼歯の咬合関係も問題なく仕上がり，動的治療終了2年後においても問題ない状態であった．レントゲン写真上で歯根吸収は確認できなかった．また，治療結果に対して，患者も患者の両親も大いに満足していた．これにより，われわれは患者の"lost profit"を回復することに成功した．しかし，前ドクターとの交渉は，われわれにとって労多く実り少ないことが判明したため，今後は患者からの希望があっても行わないことにした．

4．実例2

次は，弁護士を介して交渉申し入れにより和解した実例である(図4-8)[14]．この実例では，医療―経営―運営の3本柱の，特に医療と経営に問題があった．

a．前ドクターのプロファイル

前ドクターは，推定50代前半，男性，矯正専門医ではなく，一般開業医である．日本矯正歯科学会の認定医および指導医の所持や，矯正臨床経験そのほかの詳細については不明である．

b．トラブルの常習性

治療内容や患者への対処そのほかからみて，ほかにもトラブルを抱えている可能性は高く，高い常習性が認められる．これに対し，患者側は何の問題もなく，常習性はきわめて低いと考えられる．

c．患者からの苦情と再治療にあたっての約束

患者（39y2m，女性）の苦情および言い分としては，約束どおりの治療期間（3年）で治療は終了したが，まったく治っていないどころか，初診時（トラブル発生前）よりもTMD（顎関節症）の状態が悪くなった．しかも，治療費が異常に高い（約300万円）．口先ばかりで信用できず，またトラブル発生時も一切の謝罪の言葉もなく，懇意にしている矯正専門医を紹介されただけであった．

この懇意の矯正専門医のところへ行ったところ，上顎骨の外科手術以外に治らないと言われ，術前術後の矯正治療を自分のところでやり，手術は大学病院に回すとのことであった．しかも，術前術後の矯正治療の費用が毎月2万5,000円で3年程度かかると言われた．患者はこれに対して，「本当に外科手術以外に手立てはないのか」そして，「この治療費は法外なのではないか」との疑問をわれわれにぶつけた（この時点で，患者はわれわれ以外に7ヵ所に打診し，われわれ以外はすべて外科手術という回答を得ていた）．また，両ドクターともにインフォームド・コンセントや説明の不足を感じているとのことであった．

われわれへの希望は，これ以上抜歯はせず（上下顎第一小臼歯はすでに抜歯済みで抜歯スペースは2.0〜3.5mm程度残っている），また，外科手術はしたくないとのことであった．

そこで，われわれが再治療にあたって患者にした約束は，これ以上抜歯はせず，また外科手術を行わず，可能なところまでワイヤーとブラケットで治すということ，治療期間は年齢なども加味して2年半＋αをみてもらうということ，TMDに関しては改善するとは100％言い切れないということであった．

d．症例

初診時（トラブル前）および再初診時（トラブル時・図4-13a）の患者と治療のデータを表4-2に示す．本症例は初診時資料がないため詳しい状態は不明であるが，再初診時の状態から推察するに，Angle II級1類過蓋咬合であることにほぼ間違いない．再初診時においては，すでに上下顎第一小臼歯が4本抜歯されていたが，幸いそのスペースが2.0〜3.5mm程度残っていた．しかし，3年の動的治療後，すでに3年以上放置されているために，第二小臼歯，特に下顎では40°近く近心傾斜しているだけでなく，その部分の骨がきわめて菲薄であり，アップライトがきわめて困難であることが予想された．また，すでに39歳（再初診時）であり，オーバージェット＋8.5mm，オーバーバイト＋13.5mmと著しい上顎前突の過蓋咬合であった（図4-13a）．

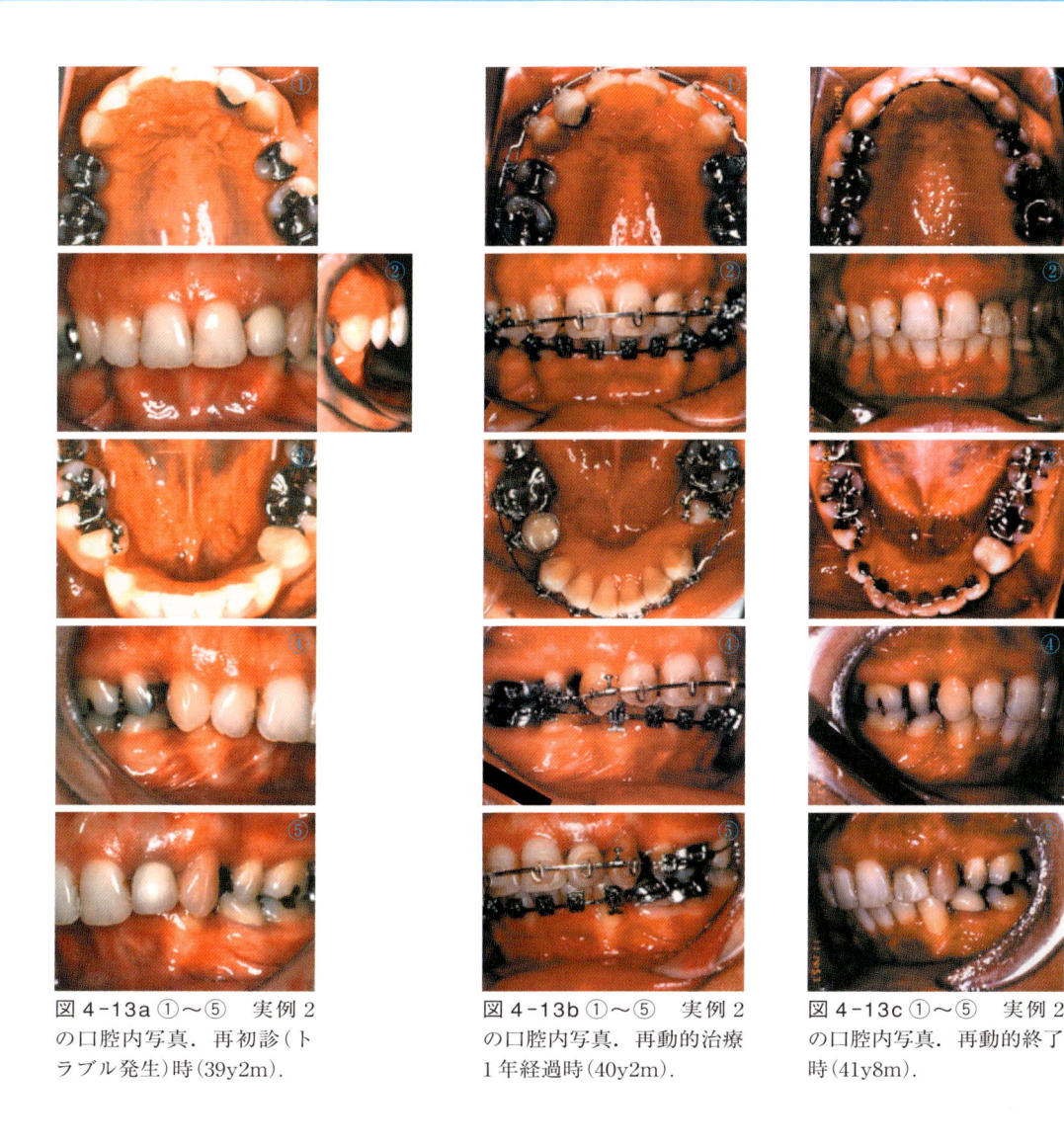

図4-13a ①〜⑤　実例2の口腔内写真．再初診（トラブル発生）時（39y2m）．

図4-13b ①〜⑤　実例2の口腔内写真．再動的治療1年経過時（40y2m）．

図4-13c ①〜⑤　実例2の口腔内写真．再動的終了時（41y8m）．

　再治療にあたっては，まず，咬合挙上を行い，動的治療1年経過時には，＋13.5mmあったオーバーバイトを＋1.5mmまで持っていくことができた．動的治療は約束どおり2年半で終了し，当然のことながら抜歯空隙はすべて閉じ，オーバージェットも＋2.0mmとなった（図4-13b,c）．しかし，下顎第二小臼歯の40°近い近心傾斜のアップライトに1年以上費やしたが，それでも完全にアップライトを完了させることはできず（ほぼ完了はしたが…），患者の要望により治療を終了することになった．もちろん，この点については，患者の承諾を得ている．

　TMDに関してはバイトオープニングが完了した再動的治療1年経過時にすでに消失していた．また，オーバージェット，オーバーバイトだけでなく犬歯や大臼歯の咬合関係も問題なく仕上がり，患者も治療結果に大いに満足しており，われわれは患者の"lost profit"を回復することに成功した（図4-13b,c,14a,b）．

表4-2 実例2の再治療結果

	平均値	再初診時 (トラブル後)	再治療中 (1年経過)※	再治療 終了時※
年齢	-	39y2m	40y2m	41y8m
Overjet(mm)	-	+ 8.5	+ 2.0	+ 2.0
Overbite(mm)	-	+ 13.5	+ 1.5	+ 1.5
SNA(°)	82.08 ± 2.66	83.28	83.29	83.17
SNB(°)	78.55 ± 2.75	72.43	72.86	72.41
ANB(°)	3.53 ± 2.35	10.84	10.43	10.76
NP to SN(°)	79.47 ± 3.58	71.82	72.83	72.46
FMA(°)	30.23 ± 5.51	34.35	34.23	36.20
Mand.p. to SN(°)	34.84 ± 4.74	42.58	41.31	42.26
Y-axis to SN(°)	71.29 ± 2.99	74.79	74.43	74.98
Occ.p. to SN(°)	17.29 ± 3.37	19.16	24.01	26.63
Gonial angle(°)	121.72 ± 4.45	128.77	128.87	125.59
U1 to L1(°)	125.81 ± 4.94	150.46	110.34	114.06
U1 to SN(°)	103.67 ± 5.99	82.67	88.43	86.29
U1 to AP(°)	27.81 ± 4.18	24.33	27.05	25.16
L1 to Mand.p.(°)	95.56 ± 4.48	84.29	119.92	117.39
L1 to SN(°)	49.56 ± 5.48	53.13	18.77	20.35
U1 to AP(mm)	7.99 ± 2.15	10.34	11.64	10.61
L1 to AP(mm)	4.87 ± 1.93	− 1.78	9.01	8.02
Pog to NB(mm)	1.50 ± 1.50	− 1.28	− 0.07	0.11

※ TMD(−)

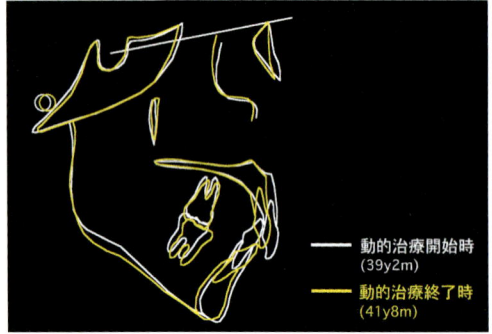

図4-14a 側面頭部エックス線写真(セファロ)トレースの重ね合わせ(S-N, S).

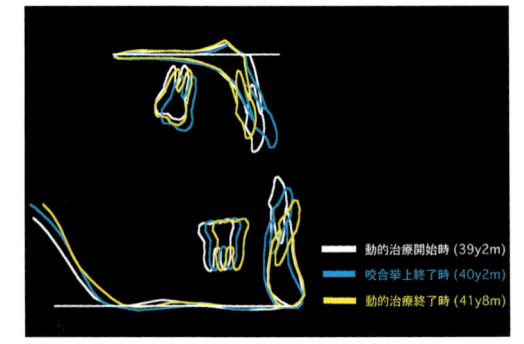

図4-14b 上顎骨(ANS-PNS, PNS)と下顎骨(Mand p., Me)のトレースの重ね合わせ.

e. 話し合いと示談

患者は弁護士を通じ,話し合いを何度か設けた結果,最初は前ドクターも交戦する予定であったようだが,交渉の回数を重ねるに連れて患者の歯列が再治療によりどんどん改善されていく様子を目のあたりし,示談に応じざるを得なくなり,以前の治療費,再治療費,そして交通費を無条件で負担することになった.

5. 実例3

最後は,弁護士を介して交渉申し入れでは和解されず,調停により示談が成立したケースである(図4-8).この実例は,医療―経営―運営の3本柱のすべてに問題があったものである.

a. 前ドクターのプロファイル

前ドクターは，40代後半（推定），男性，矯正専門医のようであるが，日本矯正歯科学会の認定医および指導医の所持はしていないようである．矯正臨床経験そのほかの詳細については不明である．

b. トラブルの常習性

治療内容や患者への対処，何よりもこの患者以外にもかなり多くの患者が治療費返還を迫っているとのことから，きわめて高い常習性が認められる．これに対し，患者側にも問題がないわけではなく，行く先々でトラブルに遭遇しており，トラブルに遭いやすい性質を持っていると思われる．

c. 患者からの苦情と経過

患者（39y2m，女性）の苦情としては，約束どおりの治療期間（6ヵ月）を過ぎてもまったく治る気配がないため，その時点で治療の打ち切りを申し出た．しかし，料金が返還されないため，弁護士を通じて訴訟へと踏み切った．この時点で，ドクターからの謝罪の言葉がないばかりでなく，本人は逃げ回って患者の目の前に現れることはなかった．

d. 症例

元々はAngle I級の前歯部反対咬合で，骨格的にもやや III 級傾向があるような状態であった．6ヵ月経過した時点でレベリングすら十分にできていなかった．矯正装置除去後，患者は矯正治療を断念し，補綴治療により前歯部の反対咬合の治療を行った．

e. 話し合いと示談

患者は弁護士を通じ，話し合いを何度か設けようとしたが，ドクター側はそれに応じず，さらに弁護士を立てて徹底交戦を行ってきた．しかし，調停の結果，示談となり，治療費の半分強を患者に返還することになった．本来であれば，全額返還するのが筋であったが，ある時，それが困難となる事態が，この歯科医院に発生したため，取急ぎ取り戻せるだけ一括で取り戻したという経緯がある．

また，証拠保全時の書類の問題点として記載されていたことは，カルテの記載が鉛筆で行われていたことであった．それを消して書き直してあることや書き直す前の記載が読み取れるところなども併せて指摘されていた．カルテを鉛筆で記載するということは書き直すことを前提にしていると思われても仕方がない．当然のことであるが，カルテは消せないもので記入すべきである．

VIII. 実例にみるトラブルが起きてしまった時に必要な資料・事項

治療前後，保定後などの口腔内写真，顔面写真，レントゲン写真（側面セファロ，パノラマ，デンタルなど），口腔内歯列模型などのいわゆる資料一式が必要であることは言うまでもない．特に弁護士の介入例，訴訟事例においては，これらが足りないだけで決定的に不利になる．しかし，

第4章

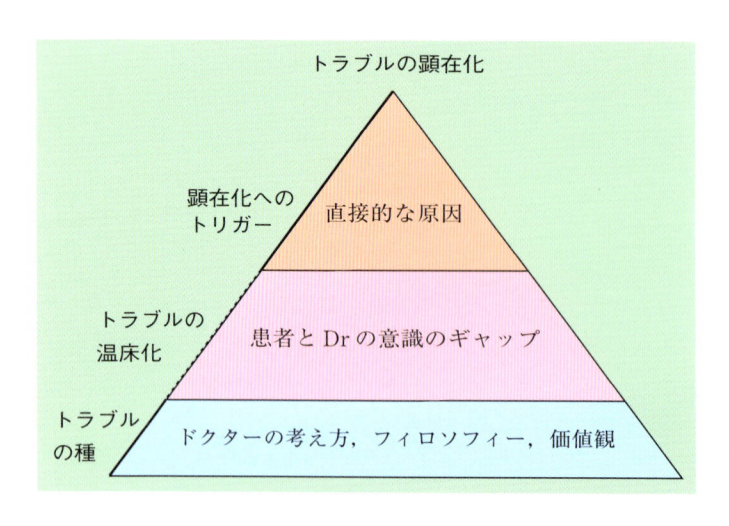

図4-15 トラブル発生の原因のヒエラルキー．

訴訟になった実例においても，これらは大概揃っており（一部の資料が欠けているケースもあった），問題はむしろカルテの記載にあった．

前述のように鉛筆での記載はもってのほかで，消せないもの（ボールペンなど）での記載は当然である．記載を訂正する時は二重線で消して横や上下に記載し直すことも当然である．しかし，一番大切なことは，記載してある内容である．いわゆる診療内容については，通常，誰でも記載する（はずである）．それ以外に患者とどういう話をしたか，約束をしたか，患者がそれに対して承諾した旨などを詳細に記載することが，トラブルになった時にかなり重要なポイントとなることを忘れてはならない．ドクターがどうみても悪いような事例でなければ，このような記載がドクターを救うことが多い．カルテに記載する事項は，このような意味から，多ければ多いほど良いといえる．

IX．結論─トラブルを起こさないための戦略的思考とは何か─
1．トラブルの本質とフィロソフィー

「何を目指すのか」「その方向はどっちであるか」「それは正しいのか…」．間違った方向へ向かい一生懸命努力しても，すべては水の泡どころか，努力すればするほど深みにはまっていくことになる．これが，まさにトラブルの根源である．

ただし，正しい方向を把握するには，「正しい」情報により「真実」を知ることが必要不可欠となる．そして，前述の3つの実例からトラブルの根源である「トラブルの種」というものが，実はたった1つに集約されることがわかる．

それは，「矯正治療の進め方もトラブルもすべてはドクターの考え方（フィロソフィー）に起因する」ということである．これを踏まえて，トラブル発生の原因のヒエラルキーを完成させると図4-15のようになる．

つまり，すべての発端であるトラブルの種は，ドクターの考え方，フィロソフィー，価値観であり，それが患者とドクターの意識のギャップを産むことにより，さらにトラブルの種が温床化されくすぶり続けることになる．そして，ある時，見かけの原因である直接的な原因により顕在

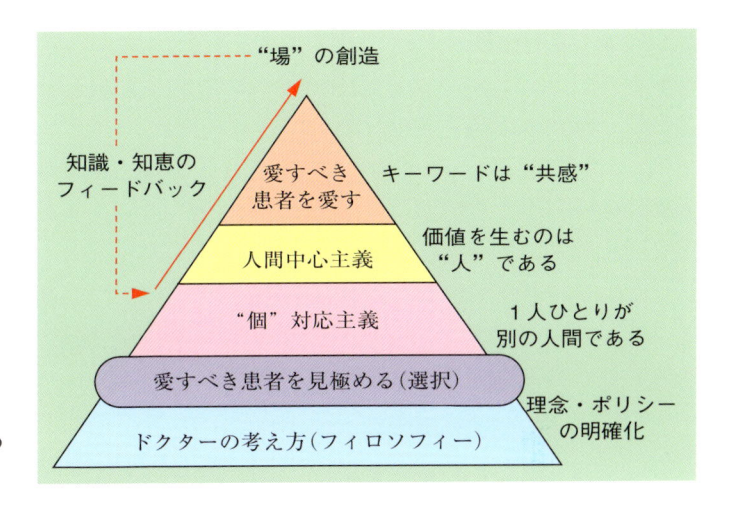

図4-16 トラブル回避のためのマーケティング.

化への引き金が引かれ，トラブルとして目に見える形で現れる．このピラミッドでは，上に行くに従ってエントロピーは増大した状態となる．

2. トラブルを起きにくくする秘訣

　ここに3つの秘訣を紹介する．1つ目は，個対応(one-to-one marketing)，人間中心主義をベースとし，ドクターのフィロソフィーに共感できる患者を徹底的に愛するような場を創造していくことである(図4-16)[15]．どんな良いやり方をしても，それを生かす場がなくてはそれで終わってしまう．患者を選り好みするようなやり方をしたら，医院が潰れてしまうという方もいるが，患者の獲得はゼロサムゲーム(一方が得をすれば他方は損をし，全体の損失の総和はゼロになるという状態)ではない．また，ドクターのフィロソフィー/考え方に共感する患者であれば，お互いに利益が取れる"WIN-WIN"な「いい関係」が獲得できるはずだ．共感はクチコミの最大の原動力になる．目に見えるシェア(市場での占有率)をあらゆる手立てを使って上げることに専念するより，患者の心のシェア(＝共感)を獲得するほうが最終的にははるかに実りが多い．

　そのためには，患者を平等(イコール)に扱うのではなく公平(フェア)に扱うことも必要になってくる．これが，患者を「選択」するということである．後に問題を起こす可能性の高い患者や「合わない」患者は可能な限り早期に避けておくべきである．これがトラブルをもっとも起きにくくする秘訣でもある．

　2つ目の秘訣は，患者第一主義を全うするためには「スタッフ第一主義」でなくてはならないということである．医院・病院がスタッフを大切にしなければ，スタッフが患者を大切にすることはない．幸せに楽しく働いているスタッフでなければ，患者を幸せにすることはできない．スタッフの満足や忠誠と患者の満足や忠誠は同一の問題なのだ．このようなフィロソフィーが実践されれば，スタッフは「自分は雇われているだけだ」という意識から「自分もこの組織の運営に参画しているのだ」という意識に変わり，自分で考え自分で判断し，自分から進んで組織と顧客(ここでは患者)の利益のために積極的に動くようになる(ただし，まかされる人の能力が問題となる)．

　そして，トラブルが減少し，また，起きても最善の方法で即座にその場で解決されるようにな

第4章

る．「それは私の仕事ではない」とか「決まりですから」というような顧客(ここでは患者)から一番嫌われる「セクショナリズム(保身から来る縄張り意識)」の塊のような言葉は聞かれなくなるはずだ．そのためには，判断のガイドラインを設け，判断に必要な情報を十分に提供し，失敗を許し，その失敗から何かを学びながら判断力をつけていくシステムの構築が必要となる．現場から遠く離れる(距離だけではない)ほど，問題を解決するコスト(金銭的なことだけではない)は高くなる．

ただし，これを実現するには医院・病院内ゲーム(出世や組織内でうまくやっていくというゲーム)の目標とルールが「マトモ」なものでなくてはならないという大原則がある．ゴマスリが横行し，イエスマンや茶坊主や策士が出世するような職場が自壊するのは時間の問題である(しかし，このような職場がなかなか崩壊しないのは「囚人のジレンマ」や「人質のジレンマ」が関与しているためである．この点の詳細についてはゲーム理論を参照)．

たとえ間違ったことをしているという認識があっても，スタッフは組織内で必ずこのゲームのルールに従って自分に有利なように動く．だからこそ，マトモなルール(企業文化といっても良い)が必要不可欠なのだ．医院・病院内ゲームのルールを変えなければ，改革は「かけ声」だけで終われば良いほうで，むしろ，取り返しのつかない障害を作り出してしまう．これは，ビジネスの分野だけでなく医療分野においても同じことである．

そして，3つ目の秘訣は，「今あるもの」に固執するのではなく，「今あるもの」を継続的に改善し，「今ないもの」を創造していくということである．一昔前と違い，今は変化が起こる周期がきわめて早い．1つが終わらないうちに次の変化が始まるような時代である．このような時代やそこに生きる患者のニーズ・ウォンツに対処していくには，現状の「改善」と未来への「創造」をバランス良く行っていかなくてはならない．この場合，急激な変化を伴うリエンジニアリングのようにリスクが高いやり方よりも小さな変化を積み重ねていく「カイゼン」が好ましい．

これには従来の視点を変え，マーケティングをセールスポイント(売れる理由)からバイイングポイント(買う理由)へ，そして，商品そのもののメリットからユーザーベネフィット(顧客の利益)をベースに考え直す必要がある．また，商品(ここでは治療)を単なるモノ(行為)としての価値だけで捉えてはならない．治療を軸にしてその「価値」はあらゆる方面へ広がりを持っていることや，価値は絶対的なものではなく相対的に決まるものであることも認識すべきである．

今までどおりで変えるべきではないところ(守るべきところ)，動きに合わせてどんどん変えていくべきところ(改善すべきところ)，まったく新しくしていかなくてはいけないところ(創造すべきところ)，それがどこであるのか，どうしていくべきなのかを確実に把握し，機敏に対処しなくてはならない．これを阻むのは経営陣(医院・病院)の見栄や自己満足である．この「どうでもよい」もののためにスタッフや患者がどれだけ迷惑するかを考えるべきだ．このような傾向は，目の行き届きにくい大きい病院や何軒も医院を持っているところ，コンセンサスがなくトップダウンだけで運営されている組織でよくみられる．

また，病院・医院がナルシシズムという病にかかっているケースも問題である．なぜならば，自分のやり方や技術などに陶酔するあまり，患者の声や動きが見えなくなってしまうからだ．機敏に対処できないということは，トラブルを誘発するだけでなく，その医院や病院の「死」を意

味する．アインシュタインの「われわれが直面する重要な問題は，その問題が生まれたのと同じレベルに立っていては解決できない」という言葉が，これを象徴している．明日の患者は今日の患者とまったく同じであると考えてはならない．

また，トラブルが少なく，うまくいっているところを徹底的に研究したり，その手法を取り入れることがよくあるが，多くの場合はうまくいかない．それは，表面(上辺)だけ，つまり，システムだけを取り入れても，結局は無意味であることを意味している．大切なのは，その根底にある考え方「フィロソフィー」なのである．フィロソフィーがないとシステムにわれわれが支配されてしまうことすらある．そして，そのフィロソフィーが，その医院・病院で直接患者に接しているスタッフの価値観と行動の判断基準を産むのである．

まとめ

以上の結果から，トラブルを起こさないためにわれわれがすべきこと，やってはいけないことについて，その原因から対策までを戦略的思考としてまとめ，トラブル回避のための創造的戦略と戦術としたい．

1．トラブルの原因とは

一見，トラブルの原因にみえるものは，顕在化へのトリガー(引き金)に過ぎず，たとえ，それを完璧に修正したとしても(もちろん修正していかなくてはならない)，見かけ上のトラブルが減るだけで，実質まったく減らない．なぜならば，ほかのトリガーによりトラブルが顕在化するからである．真のトラブルの原因は，患者ではなくドクターの中にある．それはドクターの考え方，フィロソフィーである．そして，これが医院・病院のすべての基盤となる．まず，このことを認識すべきである．

2．トラブルが発生する前の対策

まず，治療開始前にドクターは自分の考え方，フィロソフィーを患者に対して明確に伝えるべきである．そして，それに共感できない患者は可及的に避ける．いかなる場合においても，患者に迎合してはならない．なぜならば，患者のニーズ・ウォンツに応えることは患者の言いなりになることではなく，また，保身同様，迎合は"WIN-WIN"な関係を築くうえで最悪の選択になるからである．そして，治療とその進行状況に応じた責任の分担・所在を明確にし，医院(病院)内のマネージメント(internal marketing)の強化と，「改善」と「創造」に継続的に取り組むべきである．スタッフを「パートナー」として何よりも大切にし，そのメッセージをスタッフに伝え続ける．

しかし，これを実現するには，まずは「マトモ」な医院・病院内ルールの確立と明確化が原則となる．また，耳に心地よい情報ではなく，心地悪い情報ほど集め検討しなくてはならない．愛着を持つのは結構だが，決して病院・医院や技術・手法に「恋」をしてはならない．あくまでも冷めた目で第三者的に見ることにより，あらゆる状況をいち早く把握し機敏に対処することである．治療にあたっては，十分な資料を揃え，併せて正確な情報を患者に開示し，患者に選択権を

与えて治療に「参画」させる．カルテには患者とのやり取りを可能な限り詳細に記載する．

3. トラブルが発生した後の対策

　不幸にもトラブルが起きてしまったら，スキルや方法論に頼らず誠心誠意対処すべきである．なぜならば，それらは（スキルや方法論）何の意味もないだけではなく，むしろ問題をこじらせてしまうからである．また，ごまかそうとしたり，インチキや隠そうとしないことである．ミスはきちんと認め，どうしたら患者とドクター双方がハッピーエンドを迎えられるかを模索すべきである．ただし，自分が悪くない時は毅然とした態度で対処すべきだ．このようなケースで患者に迎合することもまた最悪の選択である．このためにも，考え方を共有できない患者は門前で選り分けておくことがきわめて重要となる．

4. 最後に

　多くの医院・病院はめったに自分の頭で戦略を考えようとはしない．献立表からでき合いの戦略目標を選び，人が考えてくれた経営プログラムを借りてきて，あとは空欄を埋めていけば良いと思っている．それで「勝利の方程式」ができ上がるのであれば，すべての病院・医院が勝利者となってしまうだろう．医療に限らず，トラブルを減らすための即効薬や万能薬などという手っ取り早い解決策はないのだ．しかし，即効薬や万能薬があると思ってしまうのは，そういう触れこみのものに満ちあふれているからである．

　一見，魅力的な即効薬や万能薬に見えるものは，事態を悪化させる可能性が高い．トラブルを減らすためには，健全な医療，医療倫理，マネージメント，マーケティングを取り入れ，これを持続させる基盤（＝フィロソフィー）の上でのみ実現が可能となる．安易に即効薬や万能薬を求める風潮に流されず，自分の医院・病院に合う解決策を研究し見い出す努力をし，自分なりの理論を構築していくことである．そして，その結果にきちんと責任を取る．昔も今も医院・病院の運営・トラブルの回避や解決にそのような「勇気」が必要であることに変わりはない．

　最後に，トラブルが起きてもポジティブに受け止めていただきたい．なぜならば，トラブルは患者からドクターへの貴重な「贈り物」なのだ．それは，①自己点検と②利用すべきギャップへの転換の絶好の「チャンス」をわれわれに与えてくれているのである．

参考文献

1. 亀田　剛：矯正治療期間を短縮するためのパラダイムシフト．花田晃治，伊藤学而 監修，臨床家のための矯正 YEAR BOOK01'．東京：クインテッセンス出版．2001：79-88.
2. 亀田　剛：矯正治療におけるトラブルはなぜ，どこから起こるのか？—実例に見る傾向と対策—．甲北信越矯正歯科学会雑誌．2005：12：印刷中．
3. ジェレミーリフキン：エントロピーの法則—地球の環境を救う英知．祥伝社．1990.
4. ジャネルバーロウ，クラウスモレール：苦情という名の贈り物．生産性出版．1999.
5. リチャードファーソン：パラドックス系—行動心理学による新ビジネス発想法．早川書房．1997.
6. ジョエルパーカー：パラダイムの魔力．日経BP出版センター．1995.
7. 亀田　剛，亀田　晃：Begg to the future—我々は何を目指しどこへ行くのか？—．日本ベッグ矯正歯科学会雑誌．2004：26：1-5.

8. ケンアイバーソン：真実が人を動かす―ニューコアのシンプルマネジメント―．ダイヤモンド社．1998.
9. ケビンフライバーグ，ジャッキーフライバーグ：破天荒！ サウスウエスト航空―驚愕の経営．毎日新聞社．1997.
10. 小野五郎：超『価値観』―これからの時代 何に価値を求めるか―．通商産業調査会出版部．1994.
11. 岡田斗司夫：ぼくたちの洗脳社会．朝日新聞社．1995.
12. Kameda T., Kameda A. : Recovery of the "lost profit" in troubled cases with inadequate orthodontic treatment. Case 1. Re-treatment of an extremely long termed-treatment with insufficient results caused by incorrect diagnosis and treatment plan. J. Begg Orthodont. 2004 : 26 : 13–18.
13. Eliyahu M. Goldrat : The Goal : A Process of Ongoing Improvement. North River Press, 1992.
14. Kameda T., Kameda A. : Recovery of the "lost profit" with inadequate orthodontic treatment. Case 2. An Angle class II high angle case with severe deep overbite. J. Begg Orthodont. 2005 : 27 : 1–7.
15. 阿部淳一：三菱総合研究所マーケティング科学研究室：顧客標準―愛すべき顧客だけを愛せ．東洋経済新報社．1999.

第5章

公開された調査結果からみた わが国の矯正歯科料金の詳細

はじめに

わが国における矯正歯科料金について，公開された調査資料，「小児不正咬合の医療体系に関する研究報告書．医療経済研究機構〔(財)医療経済研究・社会保険福祉協会〕編」[1]の結果から，現状を知るために必要なデータを抜粋し，わかりやすいようなグラフや表に焼き直し，データ分析したものを紹介する[2]．

I．調査の対象とした母集団

本調査を行った母集団とその詳細は表 5-1 のとおりである．ここで，全体に占める割合とはアンケート総数に対するその母集団の割合を，回答数の割合とは総回答数に対するその母集団の回答数の割合を，回答率とは回答数のアンケート数に対する割合を示している．

表 5-1 アンケートの対象となった母集団

母集団 （アンケート総数）	全体に占める割合 （回答数の割合）	回答率 （回答数）	備考
矯正開業医院 （963）	66% （67%）	61% （589）	日本矯正歯科学会の指導医または認定医の資格を持った矯正歯科開業医院
小児開業医院 （198）	14% （10%）	45% （90）	小児歯科開業医会所属の小児開業医院
一般開業医院 （134）	9% （7%）	43% （58）	日本歯科医師会所属の一般開業医院
大学矯正歯科 （32）	2% （3%）	91% （29）	大学歯学部（29校）および医学部付属病院の矯正歯科
大学小児歯科 （23）	1% （3%）	79% （23）	大学歯学部（29校）付属病院の小児歯科
歯大口腔外科 （57）	4% （5%）	70% （40）	大学歯学部（29校）付属病院の口腔外科
医大口腔外科 （61）	4% （5%）	74% （45）	医学部付属病院の口腔外科

表5-2　矯正料金の決定方法

	矯正開業医院	小児開業医院	一般開業医院	大学矯正歯科	大学小児歯科	歯大口腔外科	医大口腔外科
一律定額	206 (36.5%)	22 (26.2%)	14 (26.4%)	9 (32.1%)	3 (13.6%)	1 (25.0%)	5 (35.7%)
使用装置	145 (25.7%)	38 (45.2%)	28 (52.8%)	15 (53.6%)	18 (81.8%)	2 (50.0%)	8 (57.1%)
咬合の類別	232 (41.1%)	36 (42.9%)	18 (34.0%)	6 (21.4%)	4 (18.2%)	1 (25.0%)	3 (21.4%)
治療難易度	255 (45.1%)	41 (48.8%)	23 (43.4%)	5 (17.9%)	7 (31.8%)	2 (50.0%)	3 (21.4%)
治療の期間・回数	94 (16.6%)	14 (16.7%)	8 (15.1%)	5 (17.9%)	4 (18.2%)	1 (25.0%)	3 (21.4%)
材料費・技工料のみ	3 (0.5%)	1 (1.2%)	3 (5.7%)	-	-	-	1 (7.1%)
紹介の有無・交渉次第	26 (4.6%)	3 (3.6%)	2 (3.8%)	-	-	-	-
その他	18 (3.2%)	1 (1.2%)	-	1 (3.6%)	2 (9.1%)	-	-
合計	979 (173.3%)	156 (185.8%)	96 (181.2%)	41 (146.5%)	38 (172.7%)	7 (175.0%)	20 (164.1%)
回答総数	565 (100%)	84 (100%)	53 (100%)	28 (100%)	22 (100%)	4 (100%)	14 (100%)
重複回答数	414 (73.3%)	72 (85.8%)	43 (81.2%)	13 (46.5%)	16 (72.7%)	3 (75.0%)	6 (64.1%)

表5-3　矯正料金の支払い方法

	矯正開業医院	小児開業医院	一般開業医院	大学矯正歯科	大学小児歯科	歯大口腔外科	医大口腔外科
一括前払い（分割不可）	43 (7.6%)	17 (20.7%)	10 (18.9%)	7 (25.0%)	5 (21.7%)	1 (25.0%)	1 (7.1%)
一括前払い（分割可）	335 (59.5%)	56 (68.3%)	22 (41.5%)	11 (39.3%)	9 (39.1%)	1 (25.0%)	-
均等前払い	182 (32.3%)	14 (17.1%)	9 (17.0%)	2 (7.1%)	-	1 (25.0%)	2 (14.3%)
治療の進行段階別	249 (44.2%)	39 (47.6%)	25 (47.2%)	14 (50.0%)	17 (73.9%)	2 (50.0%)	10 (71.4%)
来院ごとの診療費のみ	28 (5.0%)	10 (12.2%)	15 (28.3%)	4 (14.3%)	8 (34.8%)	1 (25.0%)	3 (21.4%)
その他	51 (9.1%)	9 (11.0%)	6 (11.3%)	2 (7.1%)	1 (4.3%)	-	1 (7.1%)
合計	888 (157.7%)	145 (176.9%)	87 (164.2%)	40 (142.8%)	40 (173.8%)	6 (150.0%)	17 (121.3%)
回答総数	563 (100%)	82 (100%)	53 (100%)	28 (100%)	23 (100%)	4 (100%)	14 (100%)
重複回答数	325 (57.7%)	63 (76.9%)	34 (64.2%)	12 (42.8%)	17 (73.8%)	2 (50.0%)	3 (21.3%)

II．矯正料金はどのように決められ，どのような形式で支払われているのか

　表5-2および表5-3に結果を示す．表の数字は回答数を，カッコ内の数字は回答総数に対するその項目の回答数の割合を示している．

　このデータからわかるとおり，重複した回答がきわめて多い．このことが料金体系を複雑にわかりにくくしている．

公開された調査結果からみたわが国の矯正歯科料金の詳細

表5-4 矯正料金の設定

設定	矯正開業医院	小児開業医院	一般開業医院	大学矯正歯科	大学小児歯科	歯大口腔外科	医大口腔外科
初診料	50.7% (252/556)	21.7% (18/83)	18.9% (10/53)	57.7% (15/26)	27.3% (6/22)	設定なし	23.1% (3/13)
相談料	53.9% (300/557)	33.7% (28/83)	19.2% (10/52)	88.9% (24/27)	50.0% (11/22)	75.0% (3/4)	61.5% (8/13)
検査料	86.2% (481/558)	67.1% (55/82)	44.2% (23/52)	92.3% (24/26)	77.3% (17/22)	100.0% (4/4)	76.9% (10/13)
診断料	57.9% (321/554)	54.9% (45/82)	31.4% (16/51)	76.9% (20/26)	86.4% (19/22)	50.0% (2/4)	84.6% (11/13)
咬合誘導処置料	12.6% (70/554)	50.0% (41/82)	10.0% (5/51)	設定なし	54.5% (12/22)	0.0% (0/4)	15.2% (2/13)
装置料（一律）	23.3% (127/545)	17.7% (14/79)	24.0% (12/50)	22.2% (6/27)	5.3% (1/19)	25.0% (1/4)	7.7% (1/13)
装置料（治療進行段階別）	37.7% (198/525)	20.8% (16/77)	14.6% (7/48)	7.7% (2/26)	11.1% (2/18)	25.0% (1/4)	設定なし
装置別料金	25.0% (131/524)	42.9% (33/77)	44.7% (21/47)	60.0% (15/25)	61.1% (11/18)	50.0% (2/4)	61.5% (8/13)
調整料	87.4% (487/557)	94.0% (78/83)	75.0% (39/52)	88.9% (24/27)	95.7% (22/23)	100.0% (4/4)	92.3% (12/13)
経過観察料	81.8% (455/556)	80.5% (66/82)	65.4% (34/52)	88.9% (24/27)	78.3% (18/23)	100.0% (4/4)	76.9% (10/13)

表5-5 矯正料金の実際（金額）

		矯正開業医院	小児開業医院	一般開業医院	大学矯正歯科	大学小児歯科	歯大口腔外科	医大口腔外科
初診料金		3679.3	7381.1	13186.0	2921.4	3666.6	-	4526.6
相談料金	初回	3813.7	3074.0	5400.0	3744.3	2812.7	3680.0	3998.2
	継続	4869.1	2500.0	3000.0	3106.0	3448.0	4020.0	4211.5
検査料金		36376.6	21590.7	19641.7	54660.4	16534.1	81965.0	55123.2
診断料金		25165.7	20306.6	19875.0	29048.4	20051.5	27200.0	80667.8
咬合誘導処置料金	一律	172076.9	50500.0	225000.0	-	100000.0		
	乳歯列	122000.0	75125.0	160000.0	-	100000.0		
	混合歯列	200521.7	125666.7	180000.0	-	300000.0		
	永久歯列	226100.0	156375.0	-	-	300000.0		
装置料金	一律	492331.9	365550.0	475000.0	469358.3	300000.0	700000.0	850000.0
	乳歯列	210635.0	155555.6	116000.0	280000.0	125000.0	400000.0	-
	混合歯列	297891.1	230000.0	185714.3	280000.0	160000.0	200000.0	-
	永久歯列	474660.2	445625.0	391666.7	760000.0	375000.0	-	-
	舌側弧線装置	99733.4	49393.0	75400.0	35987.3	26140.5	32502.5	34878.1
	機能的装置	78730.2	77389.4	111500.0	54315.0	35760.7	50292.5	53520.6
	床矯正装置	56068.0	58079.2	67705.8	35863.0	27860.0	32030.0	35785.8
	拡大装置	63682.0	58759.6	50076.9	33296.0	34217.7	34917.5	41750.8
	習癖除去装置	55840.6	51550.0	35111.1	39508.1	29811.2	35757.5	77816.7
	マルチブラケット	338731.1	250663.6	226764.7	142811.8	82775.5	97052.5	95342.6
	リンガル	549522.8	115142.9	97000.0	191400.0	28100.0	28000.0	300000.0
	MTM	118625.5	105906.7	65000.0	46970.0	43900.0	-	48965.0
	ヘッドギア	61522.9	56071.4	65555.5	35836.5	36165.0	31662.5	34339.8
	チンキャップ	56844.7	57195.4	47083.3	29403.4	32425.0	27567.5	27168.3
	前方牽引装置	62846.4	68063.0	55000.0	44512.0	43408.7	40067.5	42048.0
	可撤式保定装置	44100.0	30972.0	29166.6	38098.8	38995.5	34477.5	32723.1
	固定式保定装置	39253.3	23842.2	21375.0	29788.8	20261.6	19332.5	24852.1
調整料金		4715.7	3358.4	2948.7	5181.5	2545.4	3950.0	4693.0
経過観察		3103.1	2591.6	2514.7	3564.1	3205.5	2700.0	3516.9

表 5-6　初診料金の内訳

初診料金 （総数）	最高額	最低額	設定あり と回答	料金のみ 無回答
矯正開業医院(556)	60000	500	252	2
小児開業医院(83)	40000	1000	18	0
一般開業医院(53)	100000	1860	10	0
大学矯正歯科(26)	5040	2000	15	1
大学小児歯科(22)	10000	1500	6	0
歯大口腔外科(4)	-	-	0	-
医大口腔外科(13)	6720	1860	3	0

表 5-7　相談料金の内訳

相談料金 (初回/継続)	最高額	最低額	設定あり と回答	料金のみ 無回答
矯正開業医院 (557/300)	200000/ 200000	1000/ 600	300/86	4/-
小児開業医院 (83/28)	5000/ 3000	1000/ 2000	28/2	1/-
一般開業医院 (52/10)	10000/ 4000	2000/ 2000	10/2	0/-
大学矯正歯科 (27/24)	5040/ 5040	1000/ 620	24/10	1/-
大学小児歯科 (22/11)	5040/ 5040	1000/ 1000	11/5	0/-
歯大口腔外科 (4/3)	5040/ 5040	3000/ 3000	3/2	0/-
医大口腔外科 (13/8)	5040/ 4223	3000/ 4200	8/2	0/-

表 5-8　検査料金の内訳

検査料金 （総数）	最高額	最低額	設定あり と回答	料金のみ 無回答
矯正開業医院(558)	400000	300	481	0
小児開業医院(82)	80000	400	55	1
一般開業医院(52)	55000	3500	23	0
大学矯正歯科(26)	80480	20000	24	0
大学小児歯科(22)	80430	5000	17	0
歯大口腔外科(4)	160880	47000	4	0
医大口腔外科(13)	80430	18480	10	1

表 5-9　診断料金の内訳

診断料金 （総数）	最高額	最低額	設定あり と回答	料金のみ 無回答
矯正開業医院(554)	200000	300	321	0
小児開業医院(82)	50000	400	45	0
一般開業医院(51)	55000	3500	16	0
大学矯正歯科(26)	60000	20000	20	0
大学小児歯科(22)	50000	2000	19	0
歯大口腔外科(4)	29400	25000	2	0
医大口腔外科(13)	600000	18900	11	0

表 5-10　咬合誘導処置料金の内訳

咬合誘導処置料金 （区別あり/一律の 母集団数）	最高額 乳/混合/永久歯列 （一律）	最低額 乳/混合/永久歯列 （一律）	設定あり と回答 （一律）	料金のみ 無回答
矯正開業医院(556/70)	550000/650000 /750000(480000)	1000/1000 /1000(1000)	70(26)	0/0
小児開業医院(82/41)	200000/200000 /300000(100000)	1000/1000 /1000(1000)	41(2)	0/0
一般開業医院(51/5)	(300000)	(150000)	5(2)	0/0
大学矯正歯科(26/0)			0(0)	-/-
大学小児歯科(22/12)			12(1)	0/0
歯大口腔外科(4/0)			0(0)	-/-
医大口腔外科(13/2)			2(0)	-/-

Ⅲ．矯正料金の実際

1．治療費の設定の仕方

　治療費の設定について表5-4に示す．表5-2において一律料金，表5-3において一括払いという回答がかなりの割合で存在するにもかかわらず，各種料金を設定しているとの回答がきわめて多い．

　特にそれらと両立できるはずがない来院ごとにかかる調整料の設定がきわめて高い（75～100％）ことから，実質は，一律料金とも一括払いともいえないことは明らかである．このことも，料金体系に対する患者の誤解を生じる原因となっている．

表5-11　調整料金の内訳

調整料金(総数)	最高額	最低額	設定あり と回答	料金のみ 無回答
矯正開業医院(557)	100000	30	487	0
小児開業医院(83)	8000	30	78	0
一般開業医院(52)	10000	500	39	0
大学矯正歯科(27)	6825	2000	24	1
大学小児歯科(23)	6300	1000	22	0
歯大口腔外科(4)	6300	2000	4	0
医大口腔外科(13)	6300	2205	12	0

表5-12　経過観察料金の内訳

経過観察料金(総数)	最高額	最低額	設定あり と回答	料金のみ 無回答
矯正開業医院(556)	45000	30	455	0
小児開業医院(82)	8000	30	66	1
一般開業医院(52)	5000	500	34	0
大学矯正歯科(27)	5000	1000	24	1
大学小児歯科(23)	6000	1000	18	0
歯大口腔外科(4)	4200	1500	4	0
医大口腔外科(13)	5565	2000	10	0

表5-13　装置料金の内訳(最低料金-最高料金)

	矯正開業医院	小児開業医院	一般開業医院	大学矯正歯科	大学小児歯科	歯大口腔外科	医大口腔外科
一律	3000-1500000 (127/545/8)	6600-780000 (14/79/2)	100000-760000 (12/50/0)	4500-770000 (6/27/0)	(1/19/0)	(1/4/0)	(1/13/0)
乳歯列	40000-800000 (198/524/98)	100000-250000 (16/77/7)	80000-150000 (7/48/2)	175000-385000 (2/26/0)	100000-150000 (2/18/0)	(1/4/0)	(0/13/0)
混合歯列	70000-2000000 (198/524/19)	100000-400000 (16/77/1)	100000-300000 (7/48/0)	175000-385000 (2/26/0)	20000-300000 (2/18/0)	(1/4/0)	(0/13/0)
永久歯列	195000-1200000 (198/524/17)	200000-1000000 (16/77/1)	100000-600000 (7/48/0)	750000-770000 (2/26/0)	250000-500000 (2/18/0)	(1/4/0)	(0/13/0)
舌側弧線装置	4500-1200000 (72/131)	320-200000 (26/33)	10000-300000 (15/21)	20000-40005 (13/15)	19000-41000 (10/11)	25000-40005 (2/2)	20000-40005 (8/8)
機能的装置	10000-400000 (69/131)	400-250000 (19/33)	20000-300000 (10/21)	20000-68985 (13/15)	25000-60585 (8/11)	40000-60585 (2/2)	30000-61000 (8/8)
床矯正装置	5500-300000 (67/131)	320-200000 (28/33)	10000-300000 (17/21)	20000-39060 (13/15)	20000-41000 (11/11)	25000-39060 (2/2)	28000-44835 (8/8)
拡大装置	6000-300000 (72/131)	550-200000 (26/33)	10000-100000 (13/21)	22400-49560 (13/15)	22400-49560 (8/11)	25000-44835 (2/2)	30000-50000 (8/8)
習癖除去装置	15000-300000 (72/131)	15000-200000 (20)	10000-80000 (9/21)	21630-47000 (11/15)	20000-48090 (8/11)	25000-46515 (2/2)	28325-369964 (8/8)
マルチブラケット	55900-3000000 (95/131)	1600-500000 (22/33)	30000-700000 (17/21)	80000-600000 (14/15)	41000-150000 (10/11)	89000-105105 (2/2)	70000-179000 (8/8)
リンガル	20000-2500000 (57/131)	26000-500000 (7/33)	10000-400000 (5/21)	105000-1000000 (6/15)	20000-50000 (4/11)	(1/2)	(1/8)
MTM	3400-560000 (49/131)	320-700000 (18/33)	10000-200000 (9/21)	34000-50000 (7/15)	22400-100000 (6/11)	(0/2)	48930-49000 (8/8)
ヘッドギア	6000-750000 (73/131)	20000-150000 (14/33)	20000-100000 (9/21)	20000-40000 (13/15)	10000-50000 (5/11)	25000-38325 (2/2)	25000-38325 (8/8)
チンキャップ	6000-300000 (70/131)	320-200000 (24/33)	10000-100000 (12/21)	20000-40000 (13/15)	10000-60000 (8/11)	25000-30135 (2/2)	20000-30135 (8/8)
前方牽引装置	6000-300000 (59/131)	8200-250000 (13/33)	30000-100000 (4/21)	25000-48095 (12/15)	22000-80000 (4/11)	30135-50000 (2/2)	30000-48090 (8/8)
可撤式保定装置	5000-300000 (77/131)	640-100000 (20/33)	5000-100000 (12/21)	20000-60000 (13/15)	16000-180000 (10/11)	30000-38955 (2/2)	10000-39000 (8/8)
固定式保定装置	5000-420000 (64/131)	160-50000 (18/33)	5000-45000 (8/21)	19600-60000 (13/15)	16000-28655 (9/11)	28665-30000 (2/2)	10000-29000 (8/8)

＊一律料金～永久歯列までについては(設定ありと回答した数/回答総数/設定ありと回答した中で料金に関して無回答の数)を,装置別の項目については(料金を回答した数/設定ありと回答した数)を示す.なお,装置別に関しても回答総数は乳歯列～永久歯列までと同数.

2. 治療料金について

　治療に関連した各料金については表5-5に,各料金の詳細(最高額と最低額)については表5-6～13に,そして治療費の平均に対して,それぞれの施設の料金がどのくらい高いのか,もしくは安いのかについて,わかりやすいようにグラフにしたのが,図5-1～3である.Y軸の上にいけばいくほど高く,下にいけばいくほど安くなる(グラフ内の＊の項目は,設定がないか,回答がなかったものである).

第 5 章

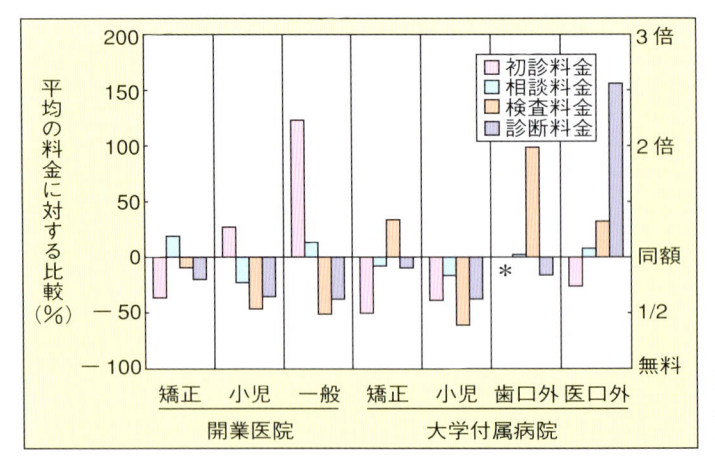

図 5-1 初診料金・相談料金・検査料金・診断料金（＊は回答がなかったため比較不可能）．

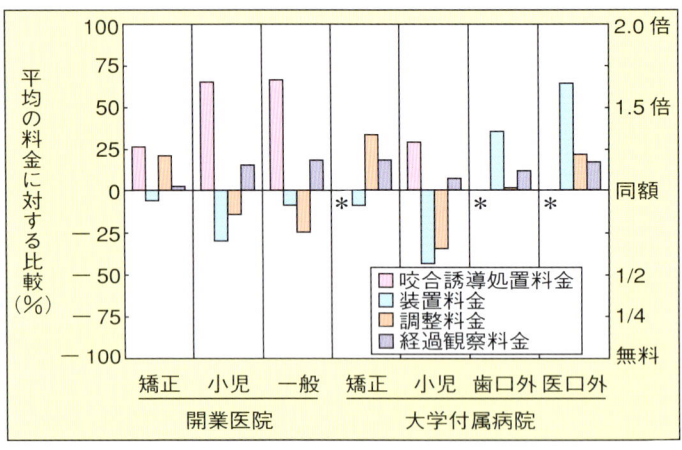

図 5-2 咬合誘導処置料金・装置料金・調整料金・経過観察料金（＊は回答がなかったため比較不可能）．

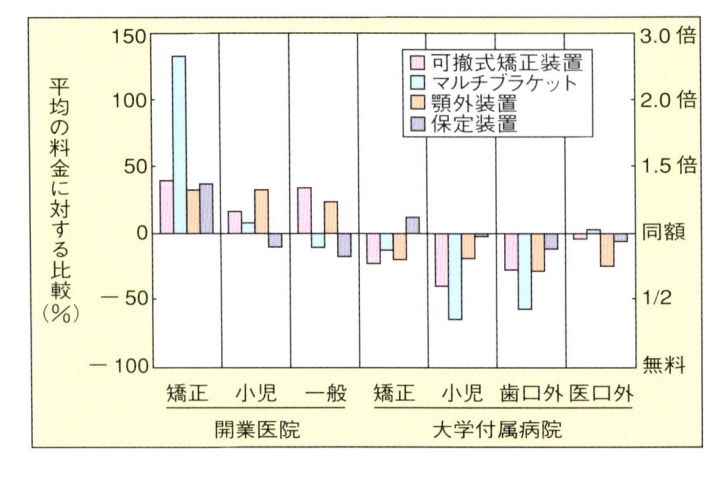

図 5-3 装置の種類別料金．

3．一体，治療費総額でいくらになるのか

治療費総額の全体の平均に対する比較として，それぞれの施設の料金がどのくらい高いのか，もしくは，安いのかについてわかりやすいようにグラフにしたのが，図 5-4 である．

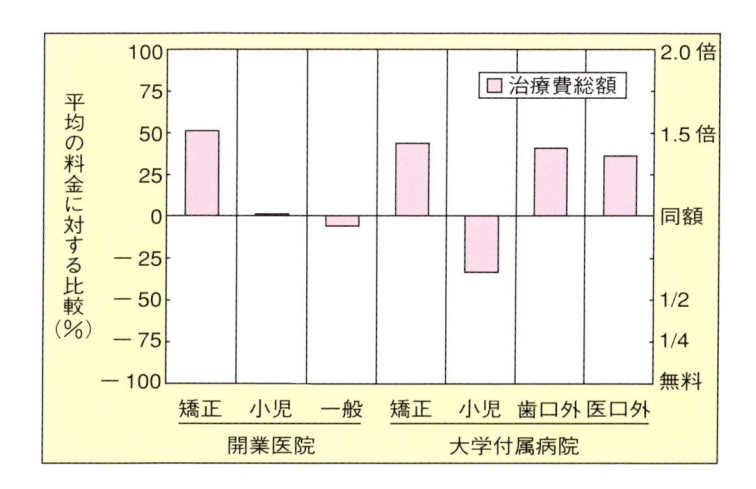

図5-4 治療費総額.

表5-14 治療費総額の実際(金額)

		矯正開業医院	小児開業医院	一般開業医院	大学矯正歯科	大学小児歯科	歯大口腔外科	医大口腔外科
治療費総額	平均	662044.3	421783.8	391195.7	643979.2	224866.7	675000.0	603563.6
	上限	839342.3	589027.0	555714.3	784000.0	440714.3	725000.0	752200.0

表5-15 治療費総額の内訳

治療費総額 平均/上限 (回答総数)	最高額	最低額	中間値	料金のみ無回答
矯正開業医院(527/519)	1500000/2500000	4000/ 4000	700000/800000	0/8
小児開業医院(74/74)	900000/1200000	3000/ 3000	400000/600000	0/0
一般開業医院(46/42)	1300000/1300000	20000/ 25000	400000/525000	0/4
大学矯正歯科(24/24)	900000/1200000	8000/ 8500	675000/800000	0/0
大学小児歯科(15/14)	700000/ 900000	8000/ 30000	150000/400000	0/1
歯大口腔外科(4/4)	850000/ 850000	600000/650000	625000/700000	0/0
医大口腔外科(11/11)	924200/1000000	15000/200000	700000/900000	0/0

また，表5-14および表5-15に実際の金額を示す．ここで平均というのは普通に治療した場合の総額であり，上限というのは，かかってもここまでという上限の総額の平均を示している．

4. その他

a. 矯正歯科認定医の有無による差

認定医を持っている歯科医院のほうが持っていないところより約2万円ほど安い．ちなみに小児歯科開業医院では認定医を持っているほうが約7万円程安いという面白い結果が出ている．

b. 医院の都市区分による差

このアンケートでは，区，市，町，村という区分でその料金(総額)をみている．矯正開業医院では区で約74万円，市で約65万円(区と比較して9万円安)，町で約60万円(区と比較して14万

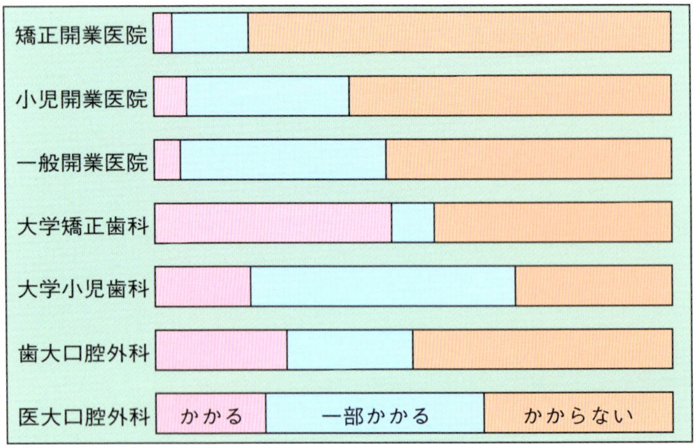
矯正開業医院
小児開業医院
一般開業医院
大学矯正歯科
大学小児歯科
歯大口腔外科
医大口腔外科
かかる
一部かかる
かからない

図 5-5　計画外の装置変更時の加算料金.

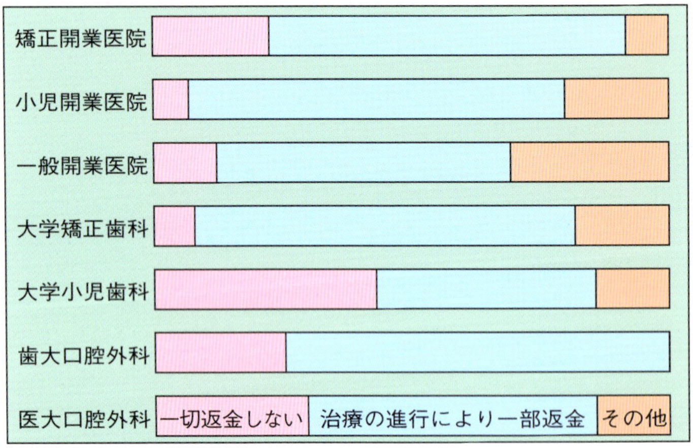
矯正開業医院
小児開業医院
一般開業医院
大学矯正歯科
大学小児歯科
歯大口腔外科
医大口腔外科
一切返金しない
治療の進行により一部返金
その他

図 5-6　他医院へ依頼時の治療費の返金.

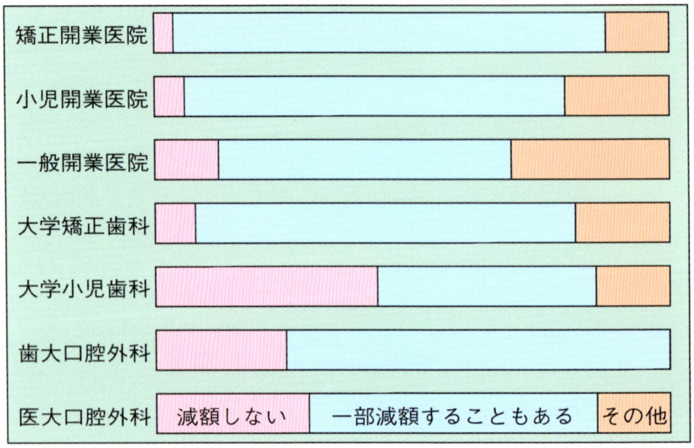
矯正開業医院
小児開業医院
一般開業医院
大学矯正歯科
大学小児歯科
歯大口腔外科
医大口腔外科
減額しない
一部減額することもある
その他

図 5-7　転院してきた時の治療費の減額.

安)，村で約 54 万円(区と比較して 20 万円安)となっており，小児開業医院では，区で約 53 万円，市で約 44 万円(区と比較して 9 万円安)，町で約 23 万円(区と比較して 30 万円安)となっている(ほか

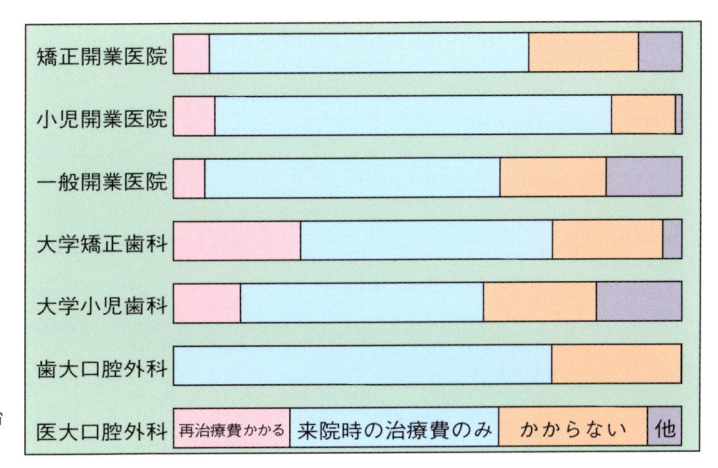

公開された調査結果からみたわが国の矯正歯科料金の詳細

図 5-8 自院で再発した場合の治療費.

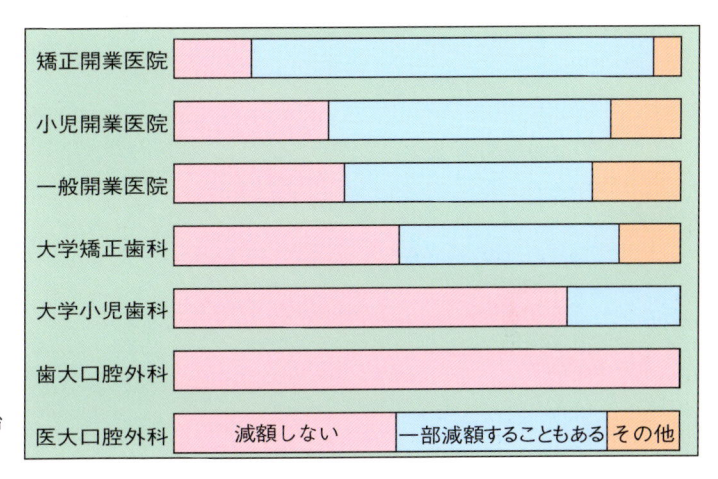

図 5-9 他院で再発した場合の治療費.

に関してはデータなし).

c. 大学による差

矯正歯科では，国公立のほうが私立よりも約 10 万円高いが，小児歯科では総額の平均は国公立のほうが私立よりも高く，また，上限は私立のほうが国公立よりも高いため，全体としては相殺され，ほぼ同じ金額となっている.

Ⅳ. こんな時，矯正料金は一体どうしているのか

転院してきた時，転院してもらう時など，料金をどうして良いのか非常に難しい問題である．そのような時，一体どうしているのかということについてのアンケート結果を図 5-5〜9 に示した．当然と言えば当然であるが，開業医院のほうが大学よりも患者のサービスが良いことがわかる．

V．現状の矯正料金の問題点とは

　以上の結果を総括すると，何と言っても料金体系および設定については複数回答が多く，実態が非常にわかりにくい．確かに，さまざまなケースがあるので，複雑になることもわからなくはないが，患者の目には，一括料金であるとしながら，実際はほかの料金設定との併用であるというような料金設定は，何か釈然としないものとして映ることも事実である．金額に関しては，大方の平均は出ているものの，ばらつきが大きく，また，都市部と町村部などの比較はあるものの，どの地域がどうであるかということはわからない．さらに，この調査自体の性格が，矯正治療の保険導入を睨んでのものであったことから，さまざまな思惑が交錯しており，回答の内容の真偽も定かではない．料金の設定があると回答しておきながら，その料金を明かしていない歯科医院や大学があるのも事実である（特に装置別料金ではかなりの数が無回答である）．

　さらに，アンケートをつぶさに見ていくとさまざまなところで，疑問を持たざるを得ない料金があったり，辻褄が合っていないことがわかる．また，アンケートによって母集団数がまちまちである．これらの点から，平均の数字はなんとなくそれらしい数字であるが，疑問も残る．しかし，このような全国規模の調査はこれが最初で最後であろうことから，非常に貴重で参考にするには良い資料といえる．

参考文献

1. 医療経済研究機構 編：小児不正咬合の医療体系に関する研究報告書．(財)医療経済研究・社会保険福祉協会．1999．
2. 亀田 剛：我国における矯正歯科料金についての考察—公開された調査資料の結果から，その傾向と対策—．臨床家のための矯正 YEAR BOOK 03'(花田晃治，伊藤学而，中島栄一郎 監修)．東京：クインテッセンス出版．2003：138-150．

索引

あ

アウターマーケティング ……………75
悪習癖 ……………………………27
後戻り ………………47, 54, 56, 58, 63
アポイント ………………………45
アブサーディティ（absurdity）………72
安定咬合 ……………………11, 14

い

医院・病院内ゲーム ………………92
医師法 ……………………………78
医師法17条違反 …………………10
いじめ ……………………………52
異常習癖 …………………………46
痛み ………………………………31
一元化 ……………………………10
1期治療 ………………55, 62, 63, 64
いびき外来 ………………………10
医療 ………………………………68
医療機関指定で健康保険の適応 ……13
インナーマーケティング …………75
インフォームド・コンセント ……16, 17

う

ウォンツ …………………………67
運営 ………………………………68

え

エントロピー ………………71, 75
エントロピー増大の法則 …………69

お

同じ一律料金 ……………………12

か

開口唇 ……………………………47
開口量 ……………………………18
カイゼン …………………………92
カオス ……………………………75
顔の美しさを決めるのに最も大切だと思うものは ……………………………15
顎関節症 ……………………14, 30
拡大の量 ……………………48, 49
確認書 ………………46, 55, 62, 63
顎変形症の手術実施に関わる判断基準の策定 ……………………………13
過剰な医療 ………………………12
片噛み ………………………47, 49
価値観 ………………………67, 76
学会認定医 ………………………11
楽器 …………………46, 53, 56
可能な限り短期間 …………………16
可能な限り短時間 …………………16
可能な限り単純な装置 ……………16
カルテに記載する事項 ……………90
患者個人の精神的負担 ……………13
患者との約束上のトラブル ………10
患者の自己責任 …………………16

き

技術的トラブル …………………10
機能的正常 ………………………14

107

索引

機能的不正 …………………………………13
ギャップ ……………………………………72
矯正患者へのアンケート …………………15
矯正歯科認定医 ……………………………11
矯正装置を入れていて口腔内で一番不快に
　思った部分は ……………………………15
矯正装置を入れている不快感 ……………16
矯正治療確認書 ……………………………56
矯正治療計画の設定 ………………………11
矯正治療で最も嫌な(改善して欲しい)もの
　は …………………………………………15
矯正治療にきた動機は ……………………15
矯正テクニック ……………………………54
矯正料金 ……………………………11, 22, 28
矯正料金の決定方法 ………………………98
矯正料金の実際 ……………………………99
矯正料金の支払い方法 ……………………98
矯正料金の設定 ……………………………99
矯正力 ………………………………………50
頬粘膜 …………………………………48, 49
金銭的トラブル ……………………………10

く

偶発症 ………………………………………29
クチコミ ……………………………………70
口のかわき外来 ……………………………10
クレーム ……………………………………70

け

経営 …………………………………………68
形態修正 ……………………………………51
形態的不正 …………………………………13
けが ……………………………………51, 61
外科的矯正治療 ……………………………12

外科的矯正治療適応症の選定基準 ………14
限界効果逓減の法則 ………………………81
健康恐怖 ………………………………14, 16
健康保険診療方式 …………………………12
犬歯間距離 …………………………………49

こ

口腔周囲筋 …………………………………46
口腔清掃のしづらさ ………………………16
咬合圧 ………………………………………46
口呼吸 …………………………………47, 56
口臭 …………………………………………53
口唇(口唇圧は1,400〜2,300g) …………18
口唇閉鎖 ………………………………46, 55
合理化 ………………………………………79
口輪筋 ………………………………………47
告訴 …………………………………………83
コスト削減 …………………………………79
個対応(one-to-one marketing) …………91
骨代謝 ………………………………………21
コミュニケーション ………………………37
コミュニケーションスキル ………………23
コンダイラーテスト(Condylar test) ……18

さ

最小限度の矯正治療 ………………………11
最小限度のチェアタイム …………………11
最小限度の治療期間 ………………………11
最大の治療効果 ………………………11, 16

し

歯科医師免許のみで全身管理 ……………10
歯科口腔外科(歯科麻酔も含めて)に関連した
　医療事故 …………………………………9

索引

歯科口腔外科領域 …………………………9
歯科麻酔領域 ………………………………9
試験 …………………………………50，53
姿勢 ………………………………46，55，56
示談 ……………………………………88，89
醜形恐怖 ………………………………13，16
就職 ……………………………………………53
自由診療でのトラブル ……………………9
習癖 ………………………………………55，56
受験 ……………………………………50，53
上顎歯列弓の拡大装置 ……………………12
食習慣 …………………………………………46
シントロピー ………………………………75
診断 ……………………………………38，39

す

睡眠態癖 ………………………………………48
スキル …………………………………………75
ストレス ……………………………………53，75

せ

セールスポイント …………………………92
セクショナリズム …………………………92
舌（舌圧は 86g/cm²）……………………19
摂食障害 ……………………………………14
舌癖 ………………………………52，55，56
ゼロサムゲーム ……………………………91

そ

咀嚼筋 …………………………………………47
咀嚼障害 ……………………………………14
訴訟 ……………………………………………81
卒業 ……………………………………………53

た

足し算の矯正治療（addicted type orthodontic treatment）………………12，14，72
脱落 ……………………………45，51，58，59
誰にすすめられて来院したか ……………15

ち

力の均衡化 …………………………………73
治療開始時期 ………………………………21
治療期間の長さ ……………………………16
治療技術の能力 ……………………………39
治療計画 ……………………………………38，39
治療内容（目標）……………………………16
治療費総額 …………………………………102
治療費の設定 ………………………………100
治療料金 ……………………………………101
チンキャップ ………………………………61

て

低年齢 …………………………………………45
転勤 ……………………………………………53，64
転校 ……………………………………………53

と

同意 ……………………………………39，41
トラブル ……………………………………67
トリガー ……………………………………16

な

7番のコントロール …………………………54
習い事 …………………………………45，57

に

ニーズ …………………………………………67

索引

2期治療 …………………………… 55, 63, 64
日常生活習慣 ……………………… 47, 56, 62
日常の咬み合わせ ………………………… 15
人間中心主義 ……………………………… 91
認定医 …………………………………… 11

ね

寝方 ……………………………………… 47
ネゲントロピー …………………………… 75

は

パートナー ………………………………… 81
バイイングポイント ……………………… 92
バイトオープニング ……………………… 84
破損 …………………… 45, 48, 50, 58, 59
8番 ……………………………………… 56
8番の状態 ………………………………… 55
8番の存在 ………………………………… 54
パラダイム ………………………………… 72
パラドックス ……………………………… 71
反抗期 …………………………………… 45
ハンディキャップ制 ……………………… 14

ひ

ヒエラルキー ……………………………… 75
引き算の矯正治療 (subtracted type orthodontic treatment) ………………… 11, 72
鼻疾患 …………………………………… 47
非抜歯 …………………………………… 54

ふ

フィロソフィー ………………………… 90, 93
部活 ……………………………………… 45
負の役割 ………………………………… 12

プラスの役割 ……………………………… 12

へ

平易な言葉 …………………………… 39, 41
便益 ……………………………………… 79

ほ

保険診療のトラブル ………………………… 9
ボトルネック (律速段階) ………………… 84
保定期間 ………………………………… 33
本来の矯正治療 …………………………… 11

ま

マイナスの役割 …………………………… 12
マズローの欲求5段階説 ………………… 68

め

メタメッセージ …………………………… 73
メッセージ ………………………………… 73
メリット …………………………………… 92

や

薬事 ……………………………………… 78
薬事法違反 ………………………………… 78
約束事 …………………………………… 45

ゆ

ユーザーベネフィット …………………… 92
癒着 (アンキローシス) …………………… 22

よ

予防処置 ………………………………… 46

索引

り
リピーター医師 …………………………77
利用すべきギャップ ……………………70
リラップス（後戻り） ……………………32

英字

C
correct occlusion ………………………78

D
Dental esthetics ………………………13

E
EBM ………………………………………17
esthetic plane（E-line） ………………19

I
internal marketing ……………………75

L
lost profit（遺失・逸失利益） ……………81

M
Mechanotherapy での過剰診療 …………14

P
Personal norms …………………………13
PL 法 ……………………………………78

R
relationship marketing ………………75

S
soft tissue occlusion……………………78

T
TMD（顎関節症） ………………………86
Tongue crib 装置 ………………………27

W
WIN-WIN …………………………………67
WIN-WIN solution/negotiation ………68, 69

111

矯正歯科トラブルの法則
―原因と結果・その傾向と対策―

2006年5月10日　第1版第1刷発行

著　　者	亀田　晃／丹羽　金一郎／秋山　陽一／高田　泰／亀田　剛
発行人	佐々木　一高
発行所	クインテッセンス出版株式会社 東京都文京区本郷3丁目2番6号　〒113-0033 クイントハウスビル　電話　(03)5842-2270(代表) 　　　　　　　　　　　　(03)5842-2272(営業部) 　　　　　　　　　　　　(03)5842-2279(書籍編集部) web page address　　http://www.quint-j.co.jp/
印刷・製本	横山印刷株式会社

Ⓒ 2006　クインテッセンス出版株式会社　　　　　禁無断転載・複写
Printed in Japan　　　　　　　　　　　　　　　落丁本・乱丁本はお取り替えします
　　　　　　　　　　　　　　　　　　　　　　ISBN4-87417-905-3 C3047

定価はカバーに表示してあります